Nicole Reese

Das einfachste Yoga-Buch aller Zeiten

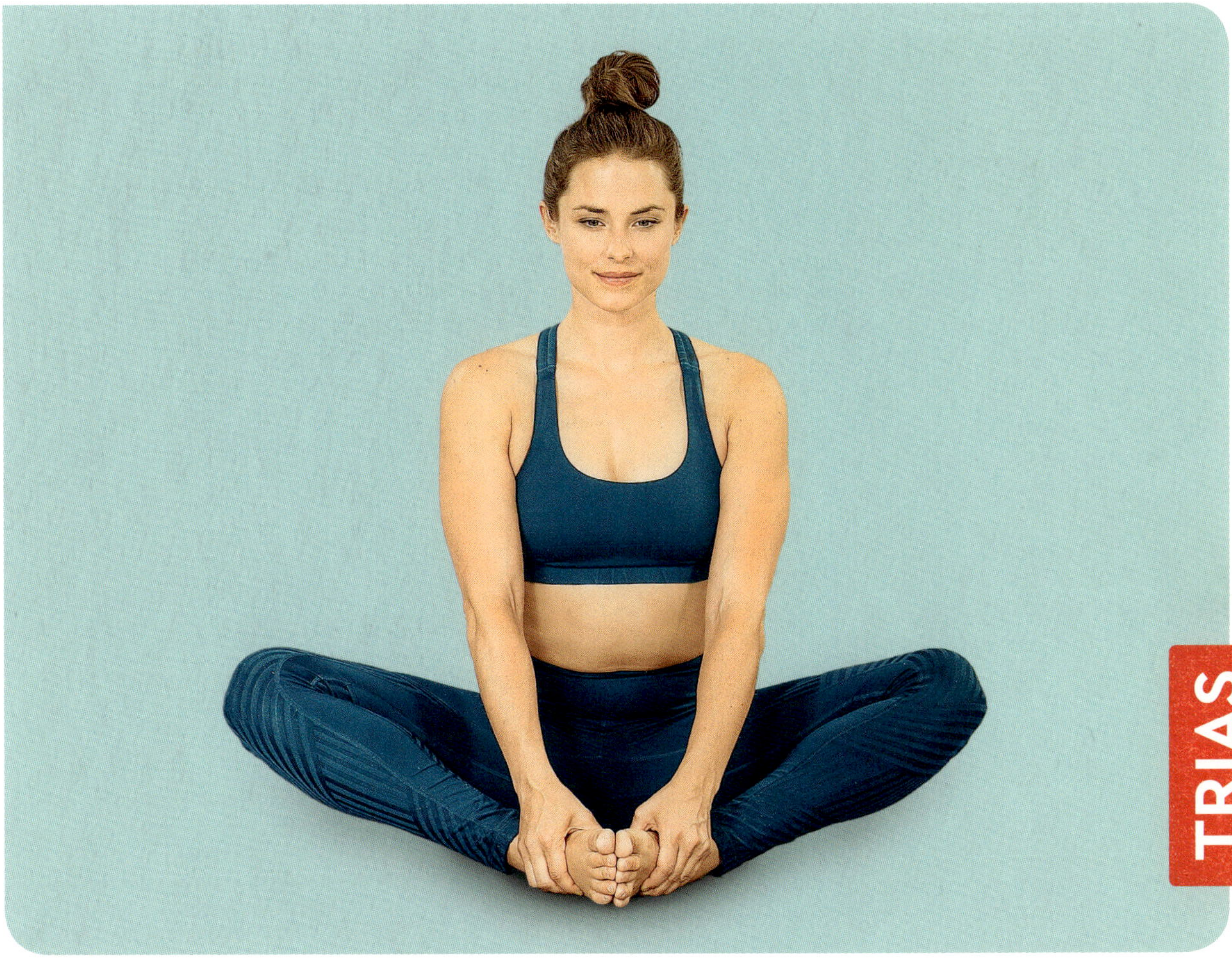

TRIAS

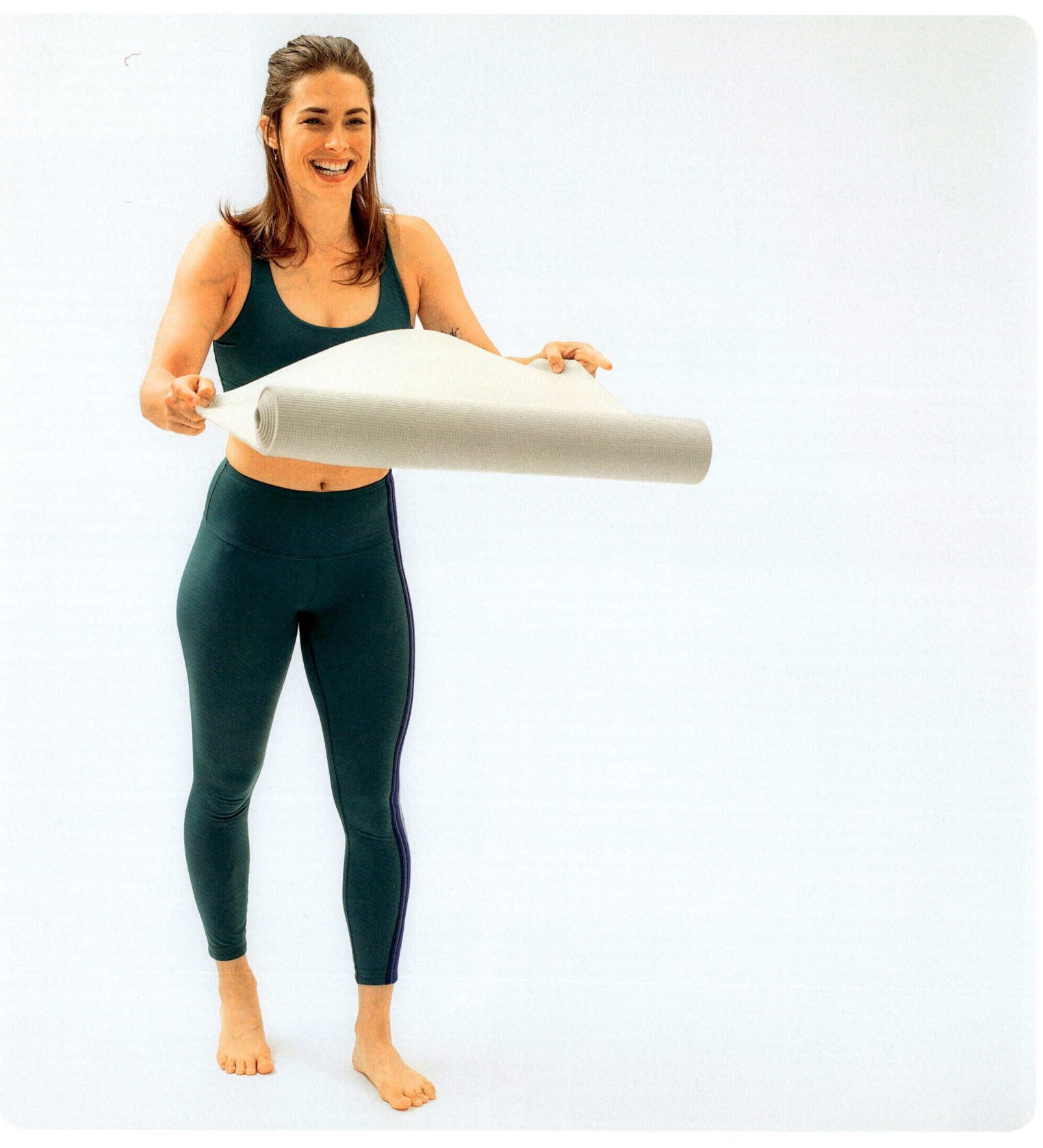

Reese
Das einfachste Yoga-Buch
aller Zeiten

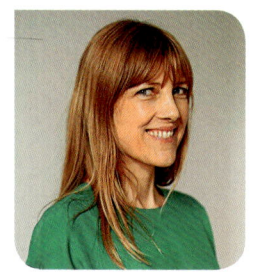 In ihre erste Yogastunde geriet Nicole Reese während ihres Studiums eher zufällig – auf der Suche nach mehr Ruhe im Kopf. Fasziniert von der Gelassenheit, Kraft und Energie, die sich durch Yoga einstellen, begann sie 2008 die Kundalini-Lehrerausbildung, um sich intensiver mit Yoga zu beschäftigen. Ihre Begeisterung für Vinyasa Yoga führte sie einige Jahre später zum Teacher Training im Vinyasa Stil bei Lance Schuler in Australien. »Ich liebe die Sonnengrüße, zu spüren, wie der Körper mit jeder neuen Runde wärmer und beweglicher wird und sich Atmung und Bewegung miteinander verbinden – großartig!« Nicole Reese arbeitet als freie Autorin und Yogalehrerin in Hamburg und ist Mitbegründerin des Yogastudios »Yoga Elements«.

9 **Vom Kopf in den Körper kommen**

10 **Die Asanapraxis**
11 Das Üben
13 Atemübungen – Pranayama
14 Meditation
15 Und jetzt geht's los

17 **Die Asanas**
18 Berg
20 Gestreckter Berg
22 Stehende Vorbeuge
24 Halbe stehende Vorbeuge
26 Baum
28 Stuhl
30 Tiefer Ausfallschritt
32 Hoher Ausfallschritt
34 Krieger 1
36 Krieger 2
38 Friedvoller Krieger
40 Krieger 3
42 Ausgestrecktes Dreieck
44 Gedrehtes Dreieck
46 Pyramide
48 Stehende Grätsche
50 Geöffneter Seitwinkel
52 Adler
54 Tänzer
56 Halbmond
58 Hohe Planke
60 Achtgliedrige Haltung
62 Brett
64 Seitstütz
66 Tiger
68 Hand-zum-Fuss-Position
70 Sitzende Vorbeuge
72 Kopf-zum-Knie-Position
74 Sitzende weite Grätsche
76 Gebundener Winkel
78 Tiefe Hocke
80 Liegende Taube
82 Doppelte Taube
84 Kuhgesicht
86 Kobra
88 Heraufschauender Hund
90 Heuschrecke
92 Bogen
94 Schulterbrücke
96 Drehsitz
98 Krokodil
100 Herabschauender Hund
102 Dreibeiniger Hund
104 Unterstützter Schulterstand
106 Boot
108 Tisch
110 Tor
112 Katze
114 Kuh
116 Haltung des Kindes
118 Knie-zur-Brust-Position
120 Happy Baby
122 Einfacher Sitz
124 Fersensitz
126 Endentspannung
128 Wechselatmung
129 Siegreicher Atem
130 Meditation auf den Atem
131 Bodyscan - im Sitzen oder Liegen

132 **Wie übe ich die Asanas am besten?**
132 Wie läuft die Yogapraxis ab?
133 Kombination von Asanas
134 Asanakategorien

174 Service
175 Verzeichnis der Asanas

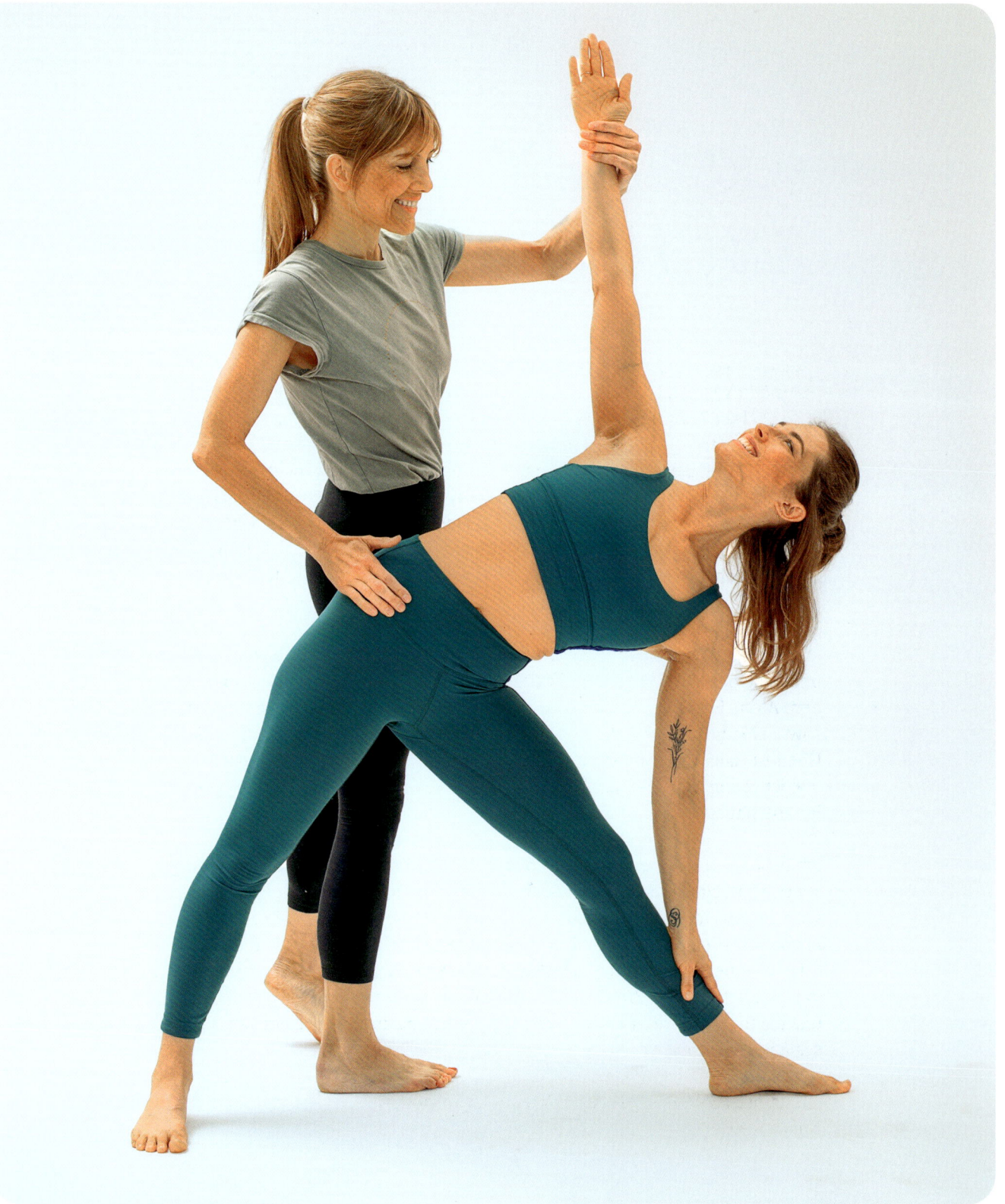

Liebe Leserinnen und Leser,

Yoga ist allgegenwärtig und erstreckt sich auf immer mehr Lebensbereiche: sei es den Yogakurs an der Uni, die bewegte Mittagspause im Betrieb, Yoga in der Schule oder im Zusammenspiel mit verschiedenen Sportarten. Die Popularität von Yoga ist ungebrochen – aus gutem Grund: Yoga verbindet Entspannung und Bewegung zu einer unschlagbaren Kombi, die nicht nur deinen Körper stärker und flexibler macht, sondern dir Energie schenkt und dich ausgeglichener und gelassener werden lässt. Jeder, der schon mal in einer Yogastunde war, kennt dieses ganz besondere Gefühl danach: diese tiefe Ruhe, die sich auf mehreren Ebenen einstellt, die Gelassenheit und Klarheit.

Yoga zu praktizieren bedeutet nicht, dass du dich in wilde Verrenkungen begeben musst. Oft sind es vor allem die äußerlich eher unspektakulären Positionen, die besonders tief und effektiv wirken – vor allem in Kombination mit dem Atem. Entscheidend ist, dass du die Übungen an deinen Körper anpasst, sowie eine gewisse Regelmäßigkeit deiner Yogapraxis. Eine gute Basis ist das Üben zu Hause. Hier fängt es oft an, kompliziert zu werden: Welche Asanas übe ich wann? Welche helfen bei Schulterverspannungen und worauf ist beim herabschauenden Hund zu achten?

Ich habe für dich 55 der gängigsten Asanas ausgewählt und deren Ausführung Schritt für Schritt erklärt. Auf einer extra Abbildung der Asana findest du die wichtigsten Hinweise zur Ausführung – so siehst du auf einen Blick, worauf es ankommt. Hinzu kommen zehn Flows mit verschiedenen Schwerpunkten, die du nach einem einfachen Baukastenprinzip zusammenstellen kannst und die in sich variabel sind. Wenn du Lust hast, deine körperliche Praxis um Atemtechniken und Meditation zu erweitern, findest du auch hierzu ein paar Vorschläge und Hinweise.

Ich wünsche dir viel Vergnügen bei deiner Yogapraxis
Nicole Reese

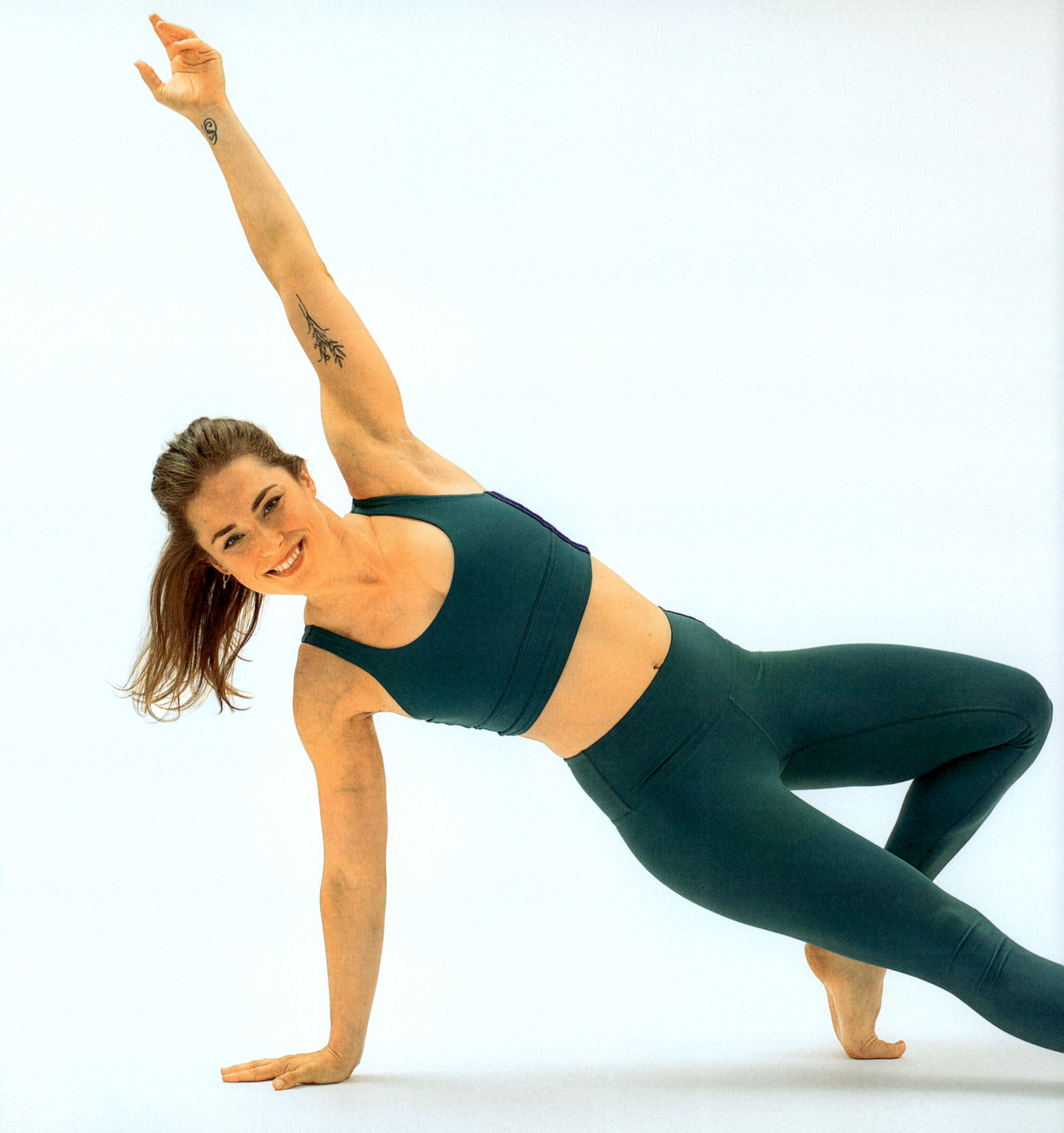

Vom Kopf in den Körper kommen

Beim Yoga stehen Kopf und Körper in einer engen Verbindung. Während der Asanas nimmst du deinen Körper bewusst wahr. Dein Kopf wird klarer, die Gedanken sortierter, der Körper entspannt und erholt sich – herrlich.

Die Asanapraxis

Du hast dich entschieden, regelmäßig Yoga zu praktizieren? Super! Bestimmt hast du jetzt viele Fragen: Wann soll ich üben? Was brauche ich dazu? Wie ist das mit der Atmung? Wozu ist die Meditation gut? Hier findest du die wichtigsten Antworten.

Mit Yoga kommen die meisten von uns erstmals über die Körperübungen, die Asanas, in Kontakt. Sei es, weil der Rücken zwickt, Nacken oder Schultern verspannt sind, der Stresspegel reduziert oder die Beweglichkeit wieder besser werden soll. Yoga bietet eine Vielfalt an Asanas, die nicht nur Verspannungen lösen, Kraft und Flexibilität aufbauen, sondern auch Geist und Seele wieder mehr in Balance bringen.

Eine regelmäßige Asanapraxis stärkt und entspannt Kopf und Körper. Vor allem in Kombination mit dem Atem sind die Yogaübungen unschlagbar: Stresshormone werden abgebaut, das Immunsystem gestärkt und nahezu alle Muskeln des Körpers gleichermaßen gekräftigt und gedehnt. Dadurch mobilisierst du nicht nur die Wirbelsäule und unterstützt deine rumpfaufrichtende Muskulatur, die entscheidend für eine gute Haltung ist, sondern löst auch Verspannungen auf. Nebenbei trainierst du mit den dynamischen Abfolgen der Sonnengrüße noch deine Ausdauer. Vor allem aber entwickelst du ein besseres, feineres Körpergefühl und lernst, mehr auf dich und deine Bedürfnisse zu hören, Grenzen zu akzeptieren und anzunehmen. Du kommst wieder mehr ins Gleichgewicht, nicht nur auf körperlicher Ebene. Mental stärken die Asanas dich dabei, fokussierter und konzentrierter zu sein. Klarer zu sehen, was dir im Innersten wichtig ist, ohne dich von Gedanken und Gefühlen immer wieder ablenken zu lassen. In der Yogaphilosophie ist von den »Mayas«[1] die Rede, einer Art Schleier, der deine Wahrnehmung, deinen Geist vernebelt. Die Yogapraxis hilft dir dabei, diesen Schleier zu lüften, um das Wesentliche wieder klarer und deutlicher erkennen zu können.

Yoga ist ein ganzheitliches System, das Bewegung, Atemübungen, Meditation, Reinigungstechniken und ethische Vorschläge zum Umgang

---

[1] Mehr zu den Mayas und zur indischen Philosophie kannst du u. a. in den Upanischaden nachlesen. Beispielsweise in: Eknath Easwaran (Hrsg.): Die Upanischaden, Goldmann 2008.

mit sich und anderen enthält.[2] Das Yogasystem stellt eine nahezu ideale Kombination von Bewegung, Bewusstsein und Entspannung dar. Ziel des Yoga ist es, über die Beruhigung des Geistes innere Freiheit zu erreichen. In Patanjalis Yogasutren, einem der wichtigsten Yogatexte, heißt es dazu: »Yoga citta vritti nirodhaha« (Yoga ist der Zustand, wenn die Gedanken zur Ruhe kommen). Frei von äußeren und inneren Beschränkungen zu sein und so deinen eigenen, inneren Wesenskern erkennen zu können – unabhängig von den Erwartungen anderer und den eigenen. Yoga ist auch eine bestimmte Haltung dem Leben gegenüber. Du bestimmst, wie du der Welt entgegentrittst. Yoga ist deine ganz eigene Praxis, die dich unterstützt, dem Alltag gelassener zu begegnen, und die dich auf zahlreichen Ebenen gesund hält.

Was das alles mit den Asanas zu tun hat? Eine ganze Menge: Einerseits bereitest du mit den Asanas den Körper auf die Meditation vor, lernst, in den fließenden Bewegungen deinen Atem zu vertiefen, löst körperliche Anspannungen auf und aktivierst den Pranafluss (Energiefluss) im Körper. Andererseits kannst du auf der Yogamatte viel über dich lernen: Wir reagierst du, wenn Hindernisse auftauchen, beispielsweise, wenn dir die Flexibilität oder die Kraft für eine Asana fehlen? Hörst du genervt auf? Nutzt du Hilfsmittel und versuchst, die Übung besser zu verstehen und an deinen Körper anzupassen? Welche Wirkung haben Wiederholungen auf deinen Geist? Freust du dich, dieselben Übungen wieder und wieder zu praktizieren und die Veränderungen zu spüren, oder langweilt dich das? Gib vor allem bei Übungen, die dir schwerfallen, nicht sofort auf. Bleibe dran, nutze Hilfsmittel, mach kleine Schritte und beobachte, wie sich die Asana oder auch dein Umgang mit ihr verändert. Nutze deine Yogapraxis, um in Kontakt mit dir zu kommen. Was bringt dich aus dem Takt? Was lenkt dich ab? Was fällt dir leicht? Versuche, eine gewisse Stetigkeit in deine Praxis zu bringen. Beobachte, wie sich eine Bewegung über den Atem verändert und was dabei alles im Körper passiert. Führe bei jeder Asana Atmung und Bewegung möglichst synchron aus und verbinde dich dabei immer wieder bewusst mit deinem Atem – so zentrierst du deine Gedanken und holst sie für den Moment des Atmens zurück ins Hier und Jetzt.

Das Üben

Lies dir als Erstes die Beschreibungen der Asanas gut durch, bevor du dir einen der Flows aussuchst. Die Beschreibungen sind kurz und knapp gehalten und beinhalten die wichtigsten Tipps für eine sichere und stabile Praxis.

Allgemeine Tipps für die Asanapraxis

- Du findest häufig Modifikationen und Varianten der einzelnen Übungen, um die du die Asana gerne erweitern kannst. Starte jedoch immer erst mit der Grundform.
- Versuche, in jeder Asana »Leichtigkeit und Stabilität«[3] zu finden. Werde nicht zu starr und fest, sondern bewahre dir eine gewisse Geschmeidigkeit, sodass der Atem weiterhin weich fließen kann.
- Baue jede Asana immer von unten nach oben auf. Erde dich über die Bereiche, die den Boden berühren, egal ob du sitzt oder stehst.
- Generell richtest du dich einatmend auf und findest mit der

---

[2] Wer Lust hat, tiefer in die Yogaphilosophie einzusteigen, sollte sich mit Patanjalis Yogasutren, einem der Basistexte des Yoga, auseinandersetzen. Zitiert nach R. Sriram, Patanjali. Das Yogasutra, Theseus 2006.

[3] In Patanjalis Yogasutra taucht eigentlich nur eine Asana auf, der Sitz, der ebendiese Qualitäten »leicht und stabil« (stira-sukhamasanam) aufweisen sollte. Alle anderen Asanas kamen erst in den letzten 150 Jahren dazu. 2. Kapitel, zitiert nach R. Sriram: Patanjali. Das Yogasutra, Theseus 2006.

Ausatmung in die Bewegung hinein. Wenn das Zusammenspiel von Atmung und Bewegung anfangs nicht so klappt, mach einfach weiter. Nach und nach fließt beides immer mehr ineinander.
- Um den Körper auf die Bewegungen vorzubereiten, mobilisiere zuerst deine Wirbelsäule (Flow 1, Seite 136). Wärme dann deinen Körper mit einigen Runden des Sonnengrußes (Seite 140) auf.
- Führe Asanas, die einen Seitenwechsel implizieren, wie u. a. den Ausfallschritt oder die Krieger-Positionen, immer erst mit rechts aus, bevor die linke Seite folgt. Vor allem bei den Drehungen hat das einen positiven Effekt auf die Verdauung.
- Achte auf deine Tagesform und setze dich nicht unter Druck! Auch das Vergleichen mit anderen ist im Yoga (und nicht nur da) eher kontraproduktiv: Wir haben alle verschiedene Körper, einen unterschiedlichen Knochenbau und befinden uns in anderen Lebensphasen. Passe die Asanas deinem Körper an und nicht umgekehrt.
- Modifiziere die Asanas und nutze Hilfsmittel wie Blöcke, Gurte, Decken usw., die dich in der Position unterstützen.
- Lass dir genug Zeit für das Üben der einzelnen Asanas. Baue sie achtsam auf und taste dich langsam an die Varianten heran. Fordere dich heraus, aber überfordere dich nicht. Ein guter Hinweis, dass du zu weit gehst, ist immer dein Atem. Bricht er ab oder fängt an zu stocken, solltest du deine Praxis ein bisschen zurückschrauben. Das heißt nicht, dass es nicht auch anstrengend werden darf und dein Atem lauter und intensiver wird, um mehr Sauerstoff ins Blut zu pumpen und so die Muskeln bei ihrer Arbeit zu unterstützen.
- Übe möglichst mit leerem Magen, d. h., iss etwa zwei Stunden vorher nichts Schweres mehr. Auch ein Kaffee direkt vor der Praxis ist eher kontraproduktiv, da der Geist dadurch angeregt wird, was die Wirkung von Meditation und Pranayama beeinträchtigt.

Wann übe ich am besten?

Du kannst zu jeder Tageszeit Yoga üben: Achte nur darauf, dass du am Abend nicht mehr zu viele anregende Übungen praktizierst, wie beispielsweise intensive Rückbeugen (u. a. der Bogen) oder zu viele Sonnengrüße. Gerade am späteren Abend eignen sich Asanas, die eine erdende und entspannende Wirkung haben (z. B. Vorbeugen und Hüftöffner) und dich und dein System auf die Ruhe der Nacht vorbereiten. Morgens hingegen sind energetisierende Asanas (z. B. Rückbeugen und Twists) ideal sowie ein paar Extrarunden Sonnengrüße.

Wie oft soll ich üben?

Etabliere eine regelmäßige Praxis. Vielleicht startest du morgens mit der stillen Meditation, gefolgt von der Mobilisation und ein paar Sonnengrüßen und beginnst langsam damit, ein- bis zweimal die Woche einen der Flows dazuzunehmen? Oder meditierst du lieber am Abend und übst zwei- bis dreimal die Woche am frühen Abend deine Lieblingssequenz?

Passe die Yogapraxis deinem Lebensrhythmus an. Praktiziere lieber täglich 10 bis 20 Minuten, statt alle zwei Wochen mit 120 Minuten durchzustarten. Klappt es mal nicht, nicht ärgern, sondern einfach am nächsten Tag wieder auf die Matte steigen. Eine gewisse Disziplin gehört natürlich dazu, doch sei nicht zu streng mit dir. Für das stetige Üben wirst du von selbst belohnt: mit einem besseren Körpergefühl, mehr Kraft, weniger Verspannungen und einem klareren und entspannteren Geist.

Was brauche ich zum Üben?

Ruhe und Zeit. Sorge dafür, dass du während deiner Praxis nicht gestört wirst, egal, wie lange die Praxis dauert. Schalte Telefon und Rech-

ner aus und klebe evtl. einen Zettel an die Zimmertür. Lege dir alles zurecht, was du zum Üben brauchst:
- Matte
- Decke (für Savasana und als Hilfsmittel)
- Kissen oder Bolster (dicke Yogarolle)
- evtl. Blöcke (alternativ: dicke Bücher)
- Gurt (optional Schal oder Tuch)
- dicke Socken für Savasana
- Wasser, Tee (am besten davor oder danach, aber nicht während der Praxis trinken)
- Timer (für die Meditation und Pranayama)

Wann sollte ich nicht üben?

Gönn dir eine Pause, wenn du krank bist. Mit Erkältung gehörst du ins Bett und nicht auf die Yogamatte. Das Gleiche gilt bei Kopfschmerzen, Bauchweh und akuten Entzündungen und Schmerzen. Nach Bandscheibenvorfällen, bei Bluthochdruck, erhöhtem Augeninnendruck und anderen gesundheitlichen Einschränkungen solltest du unbedingt mit deinem Arzt absprechen, welche Übungen für dich geeignet sind. Hier empfiehlt es sich, mit einem Lehrer zusammen eine genau auf deine Bedürfnisse abgestimmte Praxis zu entwickeln. Auch während der Schwangerschaft gelten besondere Einschränkungen.

Wichtig: Dieses Buch ersetzt keinen qualifizierten Yogalehrer, sondern funktioniert vor allem in Ergänzung dazu. Fühlt sich eine Übung nicht richtig an oder erzeugt Schmerzen, bitte sofort aufhören.

Atemübungen – Pranayama

Atem ist Leben. Jeder Atemzug versorgt uns mit Sauerstoff, aktiviert, entlastet und entgiftet unser System. Im Yoga spielen die Atemtechniken, Pranayama, was übersetzt so viel wie »Atemkontrolle« bedeutet, eine wichtige Rolle. Über den Atem wird unsere Lebensenergie, Prana, gelenkt. Der Atem beeinflusst aber nicht nur den Körper, sondern hat auch eine große Auswirkung auf die Psyche. Du kennst das sicherlich: Bist du gestresst, aufgeregt oder in Eile, atmest du flach, schnell und kurz. Bist du entspannt und ausgeruht, fließt auch dein Atem regelmäßiger. Diese Wechselwirkung machen wir uns mit den yogischen Atemtechniken zunutze. Indem du beispielsweise deine Atmung bewusst vertiefst und verlängerst, beruhigst du deinen Geist und entspannst auf ganzer Ebene: der beste Stresskiller überhaupt.

Tipp: Eine verlängerte Ausatmung wirkt stressreduzierend, da dadurch direkt das parasympathische System, das für unsere Erholung und Entspannung zuständig ist, angesteuert wird. Probiere es gleich aus: Bewusst in den Bauch einatmen und doppelt so lange ausatmen, z. B. 4 Takte ein, 8 Takte aus.

Wie atme ich im Yoga?

Im Yoga atmest du durch die Nase. Dadurch kann die Atmung feiner gefiltert und der Atem besser gelenkt werden. Die Wechselatmung (Seite 128) wirkt beispielsweise ausgleichend auf das Nervensystem, während du mit dem siegreichen Atem (Seite 129) lernst, einen gleichmäßigen Atem zu entwickeln. Mit etwas Übung kannst du den siegreichen Atem auch in deine Asanapraxis integrieren. Indem du jede Bewegung mit einer Ein- oder Ausatmung verbindest, gelangst du immer mehr in eine Art bewegte Meditation und entlastest dadurch Kopf und Körper.

Tipp: Fällt es dir schwer, den Atem bewusst in den Bauch oder Brustkorb zu lenken, hilft Folgendes: Komme in die Rückenlage, lege die Hände auf den Bauch und atme tief in den Bauchraum, sodass sich die Hände heben und senken. Setze nach einigen Runden die Hände an den Brustkorb und versuche jetzt, den Atem in den Brustkorb zu lenken. Abschließend die Hände lösen und den Atem nacheinander

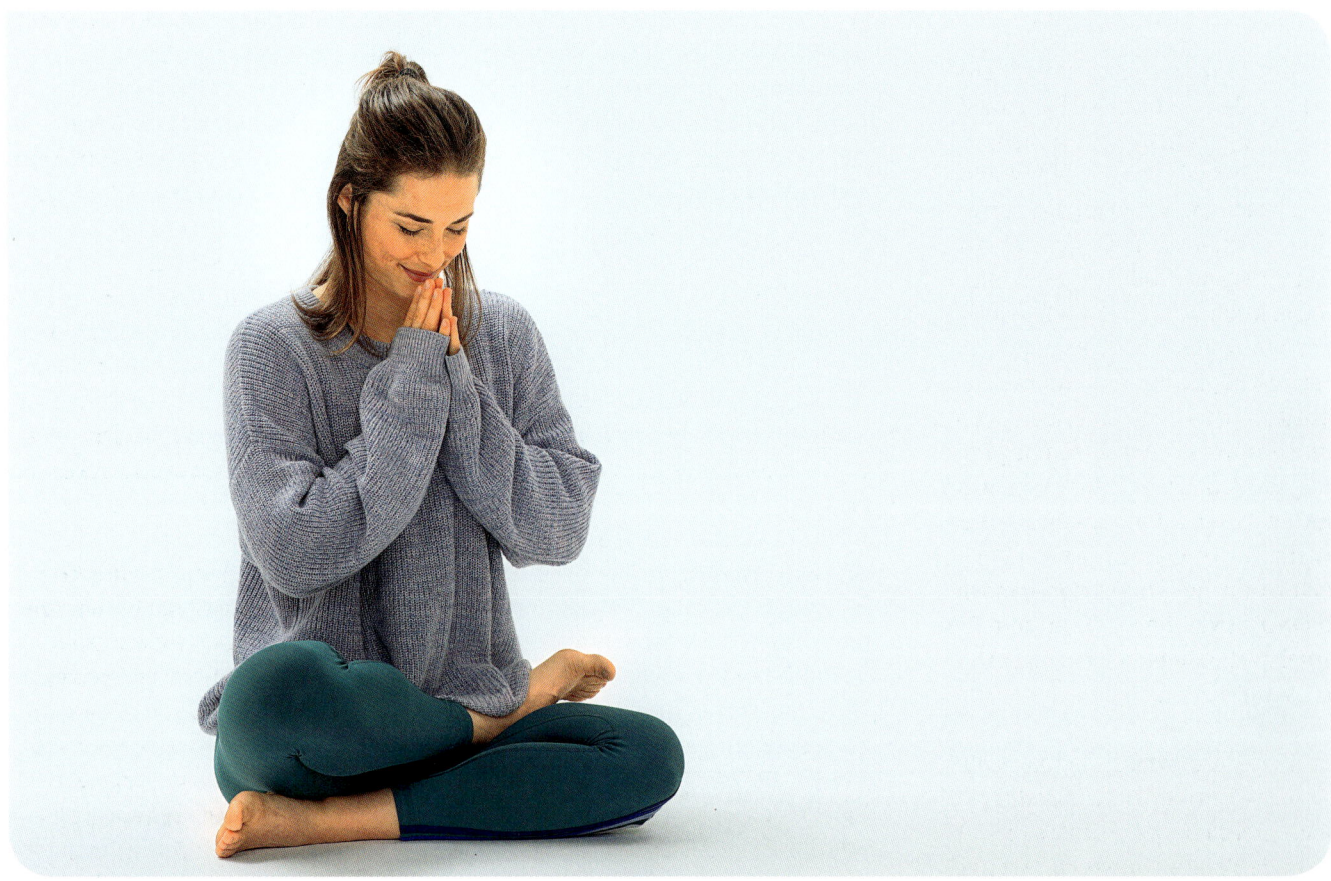

in beide Bereiche schicken. Mit der Einatmung dehnst du dich aus, ausatmend ziehst du Bauchdecke und Rippen sanft nach innen.

Meditation

Meditation hilft dir dabei, den Geist zu beruhigen, zentrierter und fokussierter zu sein, dich weniger ablenken zu lassen, mehr Ruhe und Ausgeglichenheit zu empfinden. In der Meditation fokussierst du dich auf ein Objekt, beispielsweise den Atem oder den Körper, und versuchst so, deine Gedanken zu bündeln – unabhängig von äußeren Einflüssen. Du wirst zu einem neutralen Beobachter, schaust dir die Dinge an, ohne sie zu bewerten: Welche Gedanken tauchen immer wieder auf, welche Empfindungen, Gefühle steigen auf, sobald Stille einkehrt? Häufig sind es eher negative Gedankenmuster und Emotionen, an denen wir festhalten. Indem du immer wieder versuchst, deine Gedanken, die meistens um Dinge in der Vergangenheit oder in der Zukunft kreisen, auf das Jetzt zu lenken, auf den Moment der Ein- und der Ausatmung, kehrt nach und nach mehr Ruhe im Kopf ein. Du gewinnst Abstand zu den Emotionen und Gedanken, die dich beschäftigen. Dein Kopf wird ruhiger, klarer und entspannter.

Wie meditiere ich?

Es gibt zahlreiche Arten der Meditation: Gehmeditation, Klangmeditationen, Chakrameditationen, MBSR (Mindfulness-Based Stress Reduction: achtsamkeitsbasierte Stressreduktion nach Jon Krabat-Zinn) usw. Ich stelle dir zwei einfache Meditationen zum Einsteigen vor: Die Atemmeditation (Seite 130) ist perfekt, um in den Tag zu starten oder am Abend runterzukommen. Am besten beginnst du jede Asanapraxis mit einigen Minuten in Stille und lauschst deinem Atem. Den Bodyscan (Seite 131) kannst du vor den Asanas, danach oder für sich alleine üben, zum Beispiel nach einem langen Tag, um besser abzuschalten.

Probiere aus, welche Technik und welcher Zeitpunkt sich für dich zum Meditieren am besten eignen: der frühe Morgen, direkt nach dem Aufstehen, wenn alles noch still ist? Oder eher der Abend, wenn alle Anforderungen des Tages erledigt sind? Vielleicht brauchst du auch erst Bewegung, um runterzukommen und in die Stille zu gehen? Auch mittags oder nachmittags kannst du meditieren – ganz wie es am besten in deinen Tagesablauf passt.

Starte mit drei bis fünf Minuten und versuche, nach und nach die Dauer etwas zu verlängern. Und: Bleibe dran! Gerade am Anfang werden die Gedanken häufig erst mal lauter statt ruhiger und stiller. Mit regelmäßiger Praxis wirst du die erholsame Wirkung aber nicht mehr missen wollen.

Tipp: Fällt dir das aufrechte Sitzen anfangs schwer, kannst du dich auch auf die Kante eines Stuhls setzen. Füße hüft weit am Boden aufstellen, Rücken gerade aufrichten – nicht anlehnen. Hände locker auf den Beinen ablegen.

Und jetzt geht's los

Du findest in diesem Buch 55 Asanas, die entsprechend ihrer Wirkung und ihres Aufbaus in unterschiedlichen Kategorien sortiert sind. Diese Zuordnungen sind eher fließend, da manche der Positionen in mehrere Kategorien passen, wie der herabschauende Hund, der eine Umkehrposition, aber auch eine Stützposition ist. Oder die Schulterbrücke, die eine sanfte Rückbeuge und ebenfalls eine Umkehrposition ist, da auch hier der Kopf tiefer liegt als das Herz. Behalte das im Kopf, wenn du einzelne Asanas üben möchtest.

Die Schritt-für-Schritt-Anleitungen der einzelnen Asanas sind möglichst knapp formuliert, enthalten aber die wichtigsten Anweisungen zur korrekten Ausrichtung. Hinzu kommen Varianten und Tipps, wie du die Asana am einfachsten modifizieren kannst. Auf dem großen Bild auf der rechten Seite findest du die wichtigsten Hinweise kurz zusammengefasst, sodass du auf einen Blick siehst, worauf zu achten ist.

Du wirst feststellen, dass manche Ausrichtungsprinzipien immer wieder auftauchen und sich wiederholen. Je häufiger du praktizierst, umso klarer und intensiver wirst du die Struktur der einzelnen Asanas und auch die grundlegenden Ausrichtungen, wie beispielsweise die Aufspannung der Längsachse in der Wirbelsäule, erfassen. Lass dir Zeit dabei, die Positionen auszuprobieren, und passe sie jedes Mal aufs Neue an deinen Körper und deine Tagesform an. Und nicht vergessen: Wohin du deine Aufmerksamkeit lenkst, fließt auch deine Energie.

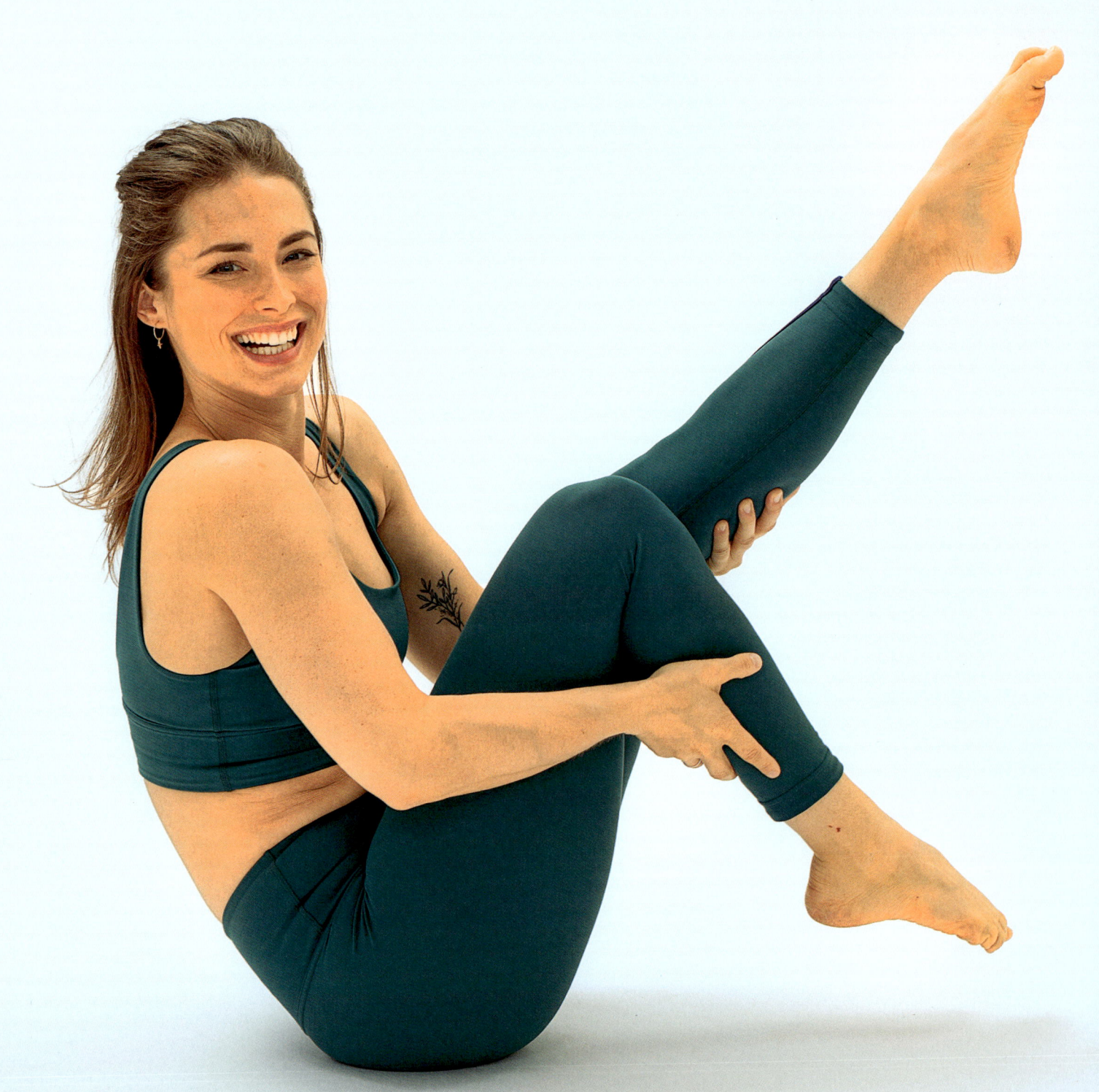

Die Asanas

Auf den folgenden Seiten findest du Schritt-für-Schritt-Anleitungen zu den bekanntesten Asanas. Daran schließen sich verschiedene Flows an, die du je nach Tagesform und Laune üben kannst. Viel Freude dabei!

Berg
Tadasana

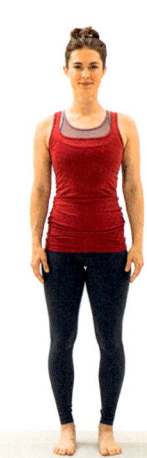

1 Hüftweiter Stand. Fußkanten parallel zum langen Mattenrand stellen. Groß- und Kleinzehballen und die Mitte der Fersen in den Boden schieben. Knie mittig nach vorne ausrichten. Kniescheiben leicht nach oben ziehen. Beine lang. Knie nicht überstrecken.

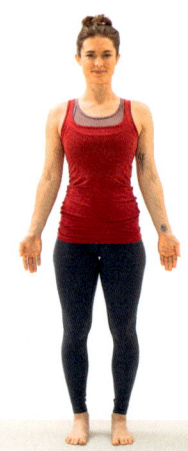

2 Becken aufrichten: Kreuzbein Richtung Fersen, Schambein hoch zum Bauchnabel ziehen, um den unteren Rücken zu verlängern. Arme neben dem Körper, Handflächen nach vorn. Brustbein anheben, die vorderen, unteren Rippen zurückziehen. Einatmend über den Scheitelpunkt lang strecken, ausatmend tief im Boden verwurzeln.

RAUSKOMMEN Ausrichtung auflösen, Beine und Arme lockern.

TIPP Bei aller Aufmerksamkeit und Genauigkeit bei der Ausrichtung nicht zu fest, nicht zu starr werden. Atem weich fließen lassen. Schultern und Gesicht entspannen.

DAS BRINGT'S Standfestigkeit. Stärkung der gesamten Muskulatur. Erdet und stabilisiert. Perfekt, um das Zusammenspiel von Leichtigkeit und Stabilität zu spüren.

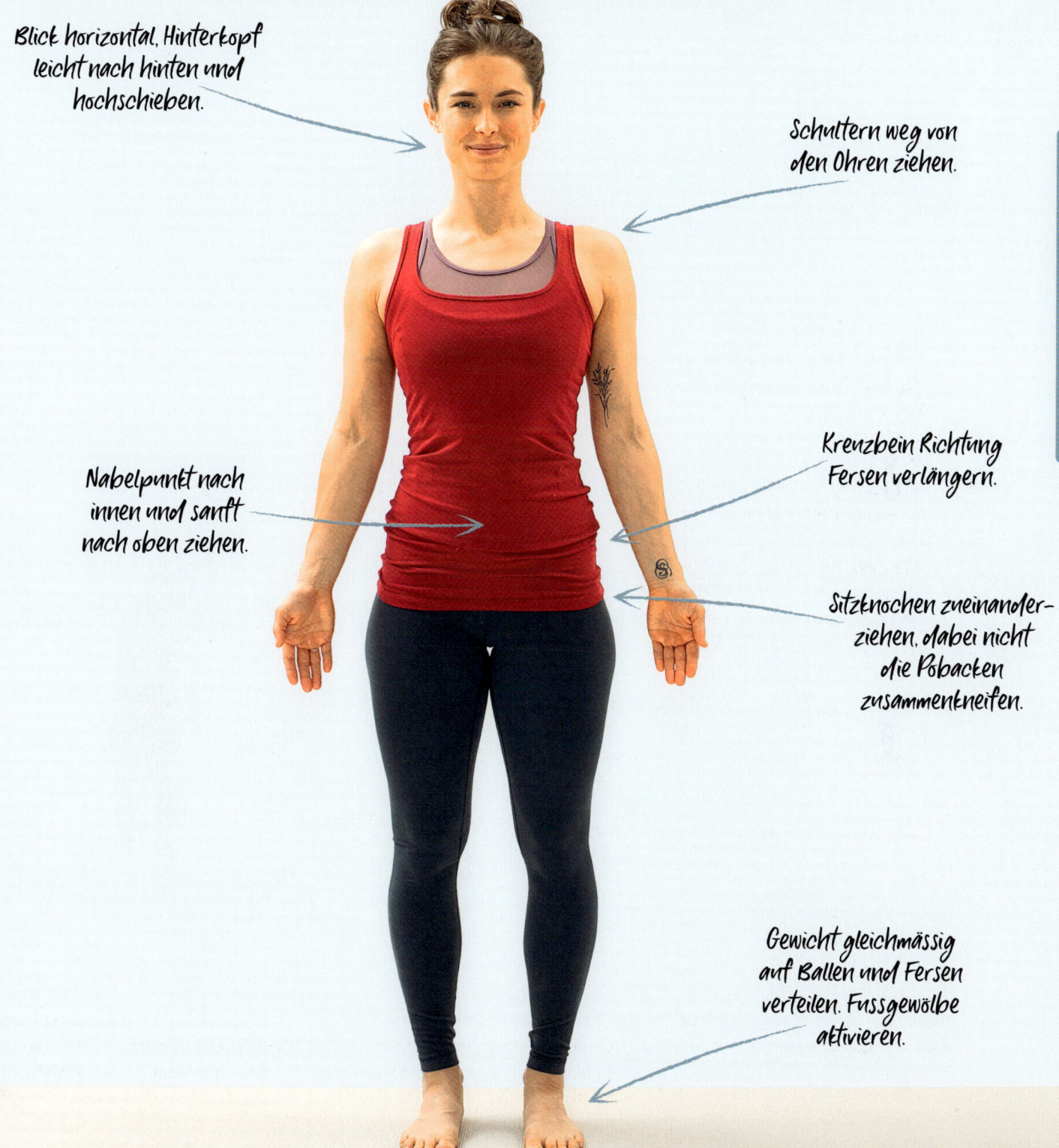

Gestreckter Berg
Urdhva Hastasana

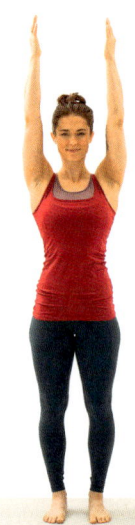

1 Im Berg einatmend die Arme über die Seite lang nach oben strecken. Arme schulterweit öffnen, die Oberarme über außen rotieren. Handflächen zueinanderdrehen. Kopf in Verlängerung der Wirbelsäule aufrichten, Nacken lang strecken, Schultern entspannen. Blick horizontal nach vorn ausrichten. Die Vorderseite des Herzraumes weiten.

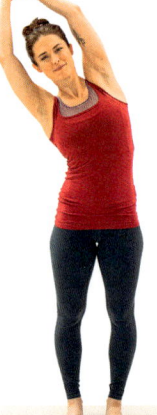

Variante: Mit rechts das linke Handgelenk greifen. Ausatmend mit dem Oberkörper sanft nach rechts neigen. Becken und Knie bleiben mittig. Einatmend zurück zur Mitte kommen. Seite wechseln.

RAUSKOMMEN Ausatmend die Arme über die Seite zurück neben den Körper sinken lassen.

TIPP Verspannst du beim Strecken der Arme den Nacken, öffne die Arme weiter zur Seite und senke sie etwas tiefer nach vorn ab. Einatmend die Aufrichtung des Körpers, ausatmend den Boden spüren.

DAS BRINGT'S Stabilität und Weite. Der ganze Körper wird gedehnt und gestreckt, vor allem der Schulter- und Nackenbereich. Erdet und hilft über sich hinauszuwachsen.

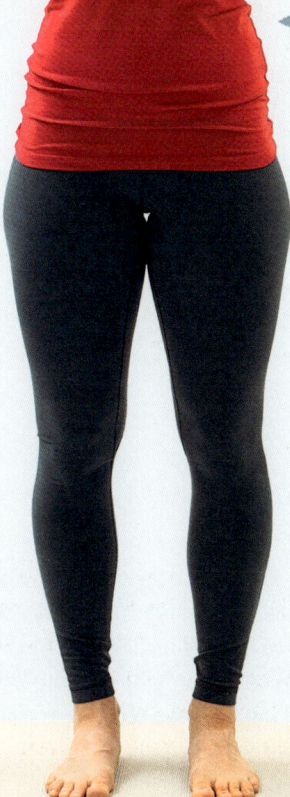

Nacken und Hals lang halten.

Oberarme von innen nach aussen rotieren.

Schultern entspannen und runterziehen.

Schulterblätter weit und tief am Rücken anlegen.

Über die Körperseiten lang strecken.

Hohlkreuz vermeiden: Kreuzbein Richtung Fersen verlängern.

Standhaltungen

Stehende Vorbeuge
Uttanasana

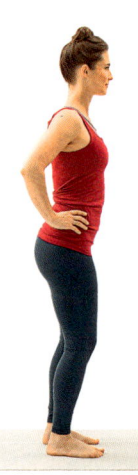

1 Hüftweiter Stand: Füße über Ballen und Fersen verwurzeln, Knie leicht beugen. Hände an die Taille setzen.

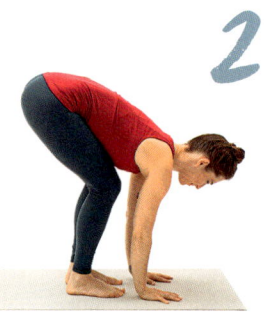

2 Langsam die Knie tiefer beugen. Ausatmend den Oberkörper aus dem Becken gerade nach vorne beugen. Hände lösen und dicht vor oder neben den Füßen am Boden aufsetzen. Alternativ den gegenüberliegenden Ellenbogen greifen.

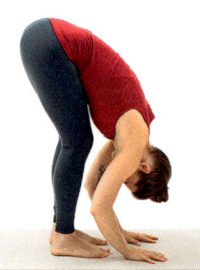

3 Sobald die Hände am Boden sind, Oberkörper Richtung Oberschenkel sinken lassen – soweit es angenehm ist. Nacken und Schultern entspannen.
Ausatmend langsam die Beine mehr strecken, indem du die Sitzknochen hochschiebst. Hände und Füße aktiv in den Boden drücken.

RAUSKOMMEN Knie tiefer beugen, unteren Bauch zur Wirbelsäule ziehen, um deine Mitte zu stabilisieren. Füße aktiv in den Boden schieben und mit geradem Rücken einatmend aufrichten.

TIPP Bei Bluthochdruck, erhöhtem Augeninnendruck, Bandscheibenproblemen und akuten Kopfschmerzen Übung auslassen. Bei Rückenproblemen Knie beugen.

DAS BRINGT'S Ruhe und Konzentration. Dehnt die gesamte Körperrückseite, stärkt die Beinmuskulatur, fördert die Beweglichkeit und beruhigt das Nervensystem.

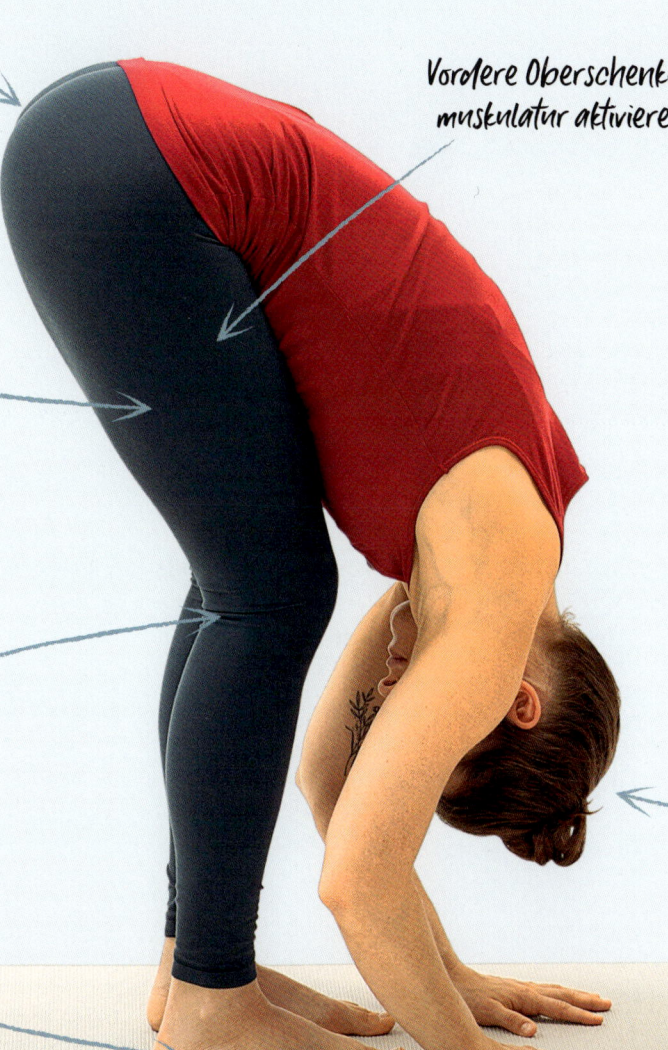

Halbe stehende Vorbeuge
Ardha Uttanasana

1 In der stehenden Vorbeuge Handflächen flach an die Schienbeine legen. Einatmend den Oberkörper parallel zum Boden nach vorne aufrichten, Rücken dabei lang strecken.

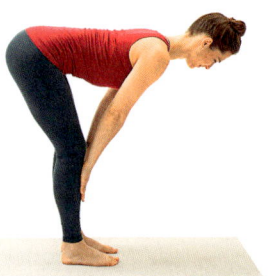

2 Kopf und Nacken in Verlängerung der Wirbelsäule halten, Schultern zurückrotieren. Blick schräg nach vorne zum Boden ausrichten. Füße aktiv in den Boden schieben. Gewicht gleichmäßig auf Fersen und Ballen verteilen.

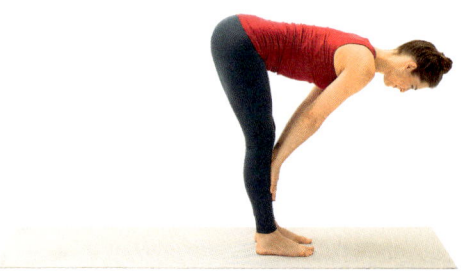

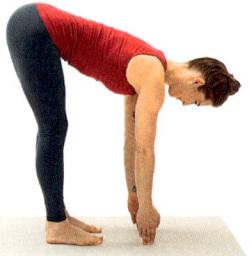

Variante: Fingerspitzen am Boden aufsetzen. Handflächen zeigen zueinander. Beine evtl. mehr strecken, ohne die Länge im Rücken zu verlieren.

RAUSKOMMEN Ausatmend zurück in die Vorbeuge kommen. Einatmend mit geradem Rücken und aktiver Bauchmuskulatur zurück in den Stand aufrichten.

TIPP Bei Problemen in der Lendenwirbelsäule die Knie gebeugt halten. Aus den Hüften Oberkörper nach vorn schieben und über die Flanken lang strecken.

DAS BRINGT'S Länge und Weite. Dehnt und kräftigt die Beinrückseiten sowie den Schulter- und Nackenbereich. Öffnet den Herzraum, was fröhlich und munter macht.

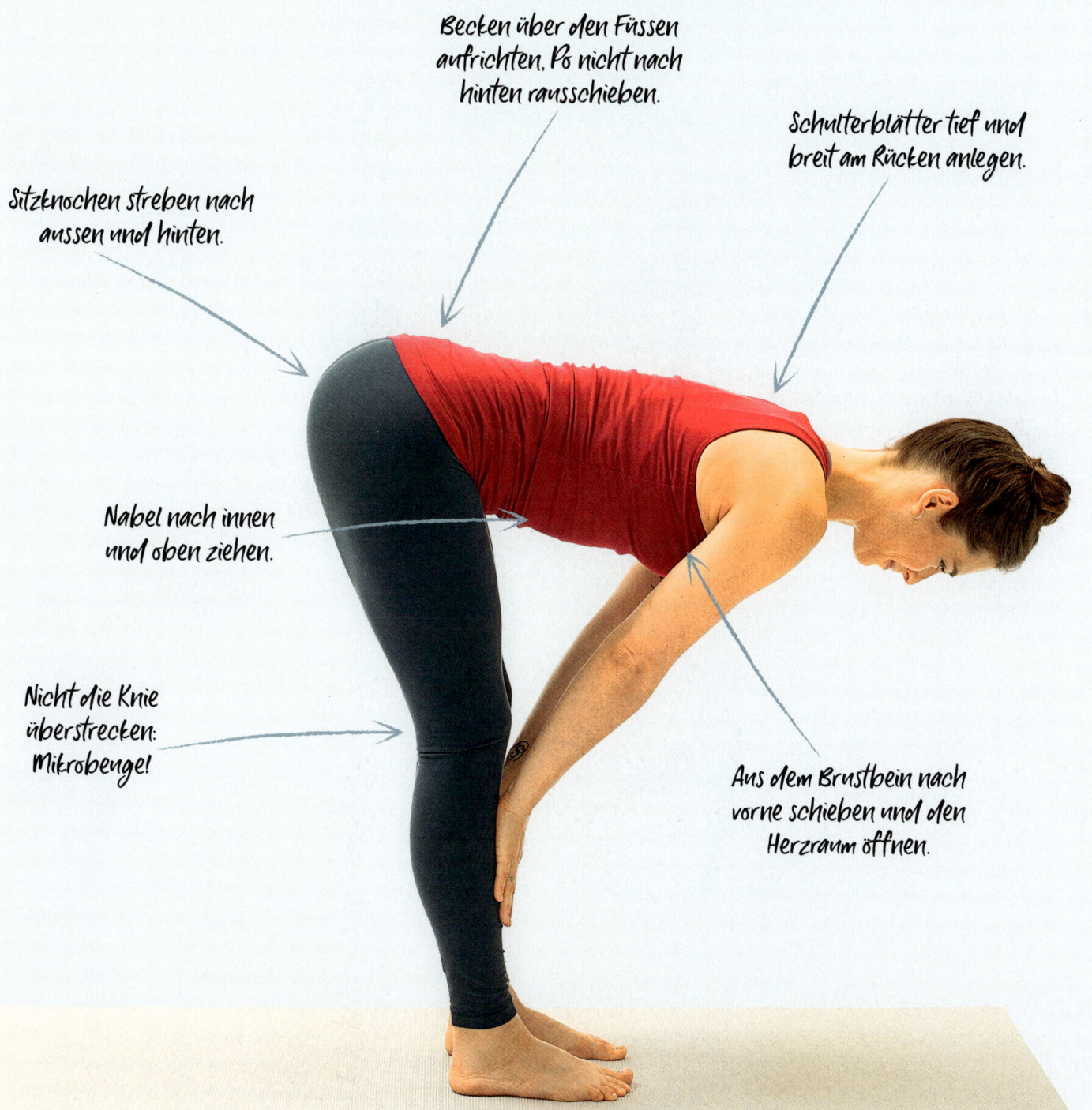

Baum
Vrikshasana

1 Hüftweiter Stand, Hände an die Hüften. Gewicht auf rechts verlagern. Linke Fußsohle an die rechte Wade oder an die Innenseite des Oberschenkels setzen – nicht aufs Knie!

2 Handflächen vorm Brustbein aneinanderlegen, Ellenbogen streben nach außen. Einatmend den Oberkörper aus der Taille nach oben strecken. Ausatmend über das Standbein verwurzeln.

3 Einatmend Arme über die Seiten lang nach oben strecken und wie ein V öffnen. Schultern entspannen. Herzraum anheben, Kreuzbein zum Boden verlängern.

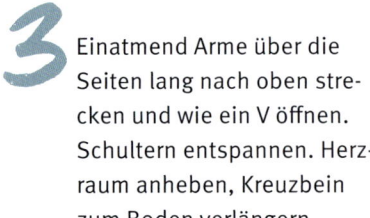

Variante: Einatmend linke Hand auf dem linken Oberschenkel ablegen, rechten Arm nach oben strecken. Ausatmend Oberkörper nach links neigen, um die rechte Seite zu öffnen.

RAUSKOMMEN Einatmend die Hände zurück zum Herzen führen, ausatmend den Fuß absetzen. Seite wechseln.

TIPP Stelle die Zehen innen neben dem Standfuß auf, wenn es zu wacklig wird. Einatmend über den Scheitelpunkt nach oben strecken, ausatmend über das Standbein im Boden verwurzeln.

DAS BRINGT'S Die Gleichgewichtsübung überhaupt! Erdet, stärkt die Konzentration und wirkt ausgleichend. Die gesamte Beinmuskulatur und der Rumpf werden gekräftigt.

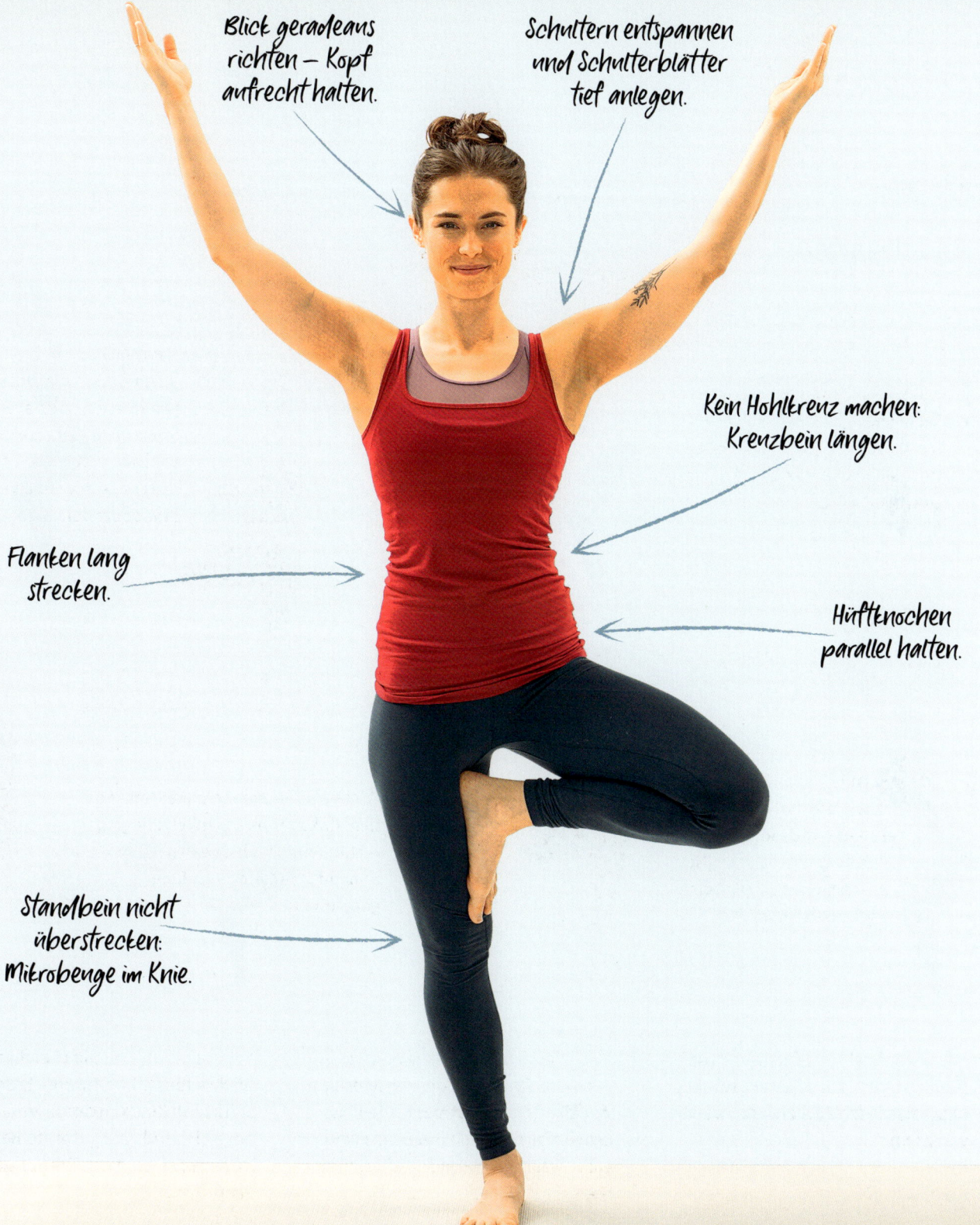

Stuhl
Utkatasana

1 Im hüftweiten Stand einatmend Knie beugen und Po nach hinten rausschieben, als ob du dich auf einen Stuhl setzt. Oberkörper möglichst gerade aufrichten. Nabel nach innen.

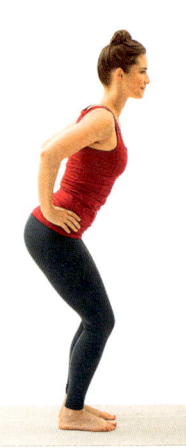

2 Arme bis auf Höhe der Ohren mit nach vorne schwingen, schulterweit öffnen, Handflächen zueinanderdrehen. Schultern entspannen und Schulterblätter nach unten ziehen.

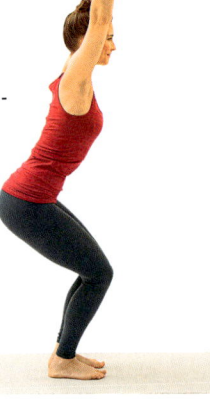

3 Ausatmend Gewicht etwas mehr auf die Fersen verlagern, ohne die Knie weiter als die Zehen vorzuschieben. Kreuzbein verlängern.

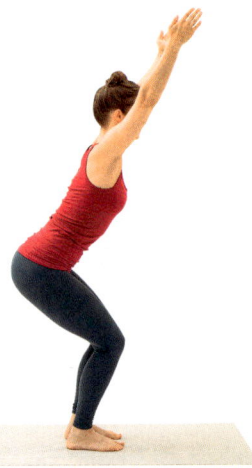

Variante: Handflächen aneinander. Linken Ellenbogen von außen gegen den rechten Oberschenkel setzen. Ausatmend Oberkörper seitlich aufdrehen. Knie mittig, Kopf neutral.

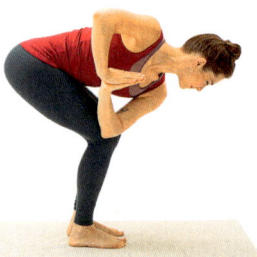

RAUSKOMMEN Einatmend mit langer, gerader Wirbelsäule zurück in den Stand aufrichten. Aus der Drehvariante zurück zur Mitte kommen, Seite wechseln.

TIPP Verspannt sich beim Strecken der Arme dein Nacken, Arme weiter öffnen und tiefer senken. Achte in der Variante darauf, Hüften und Knie in einer Linie zu halten.

DAS BRINGT'S Power! Kräftigt Beine, Knie- und Fußgelenke und mobilisiert den Schulterbereich. Stärkt das Durchhaltevermögen. Die Variante aktiviert die Körpermitte.

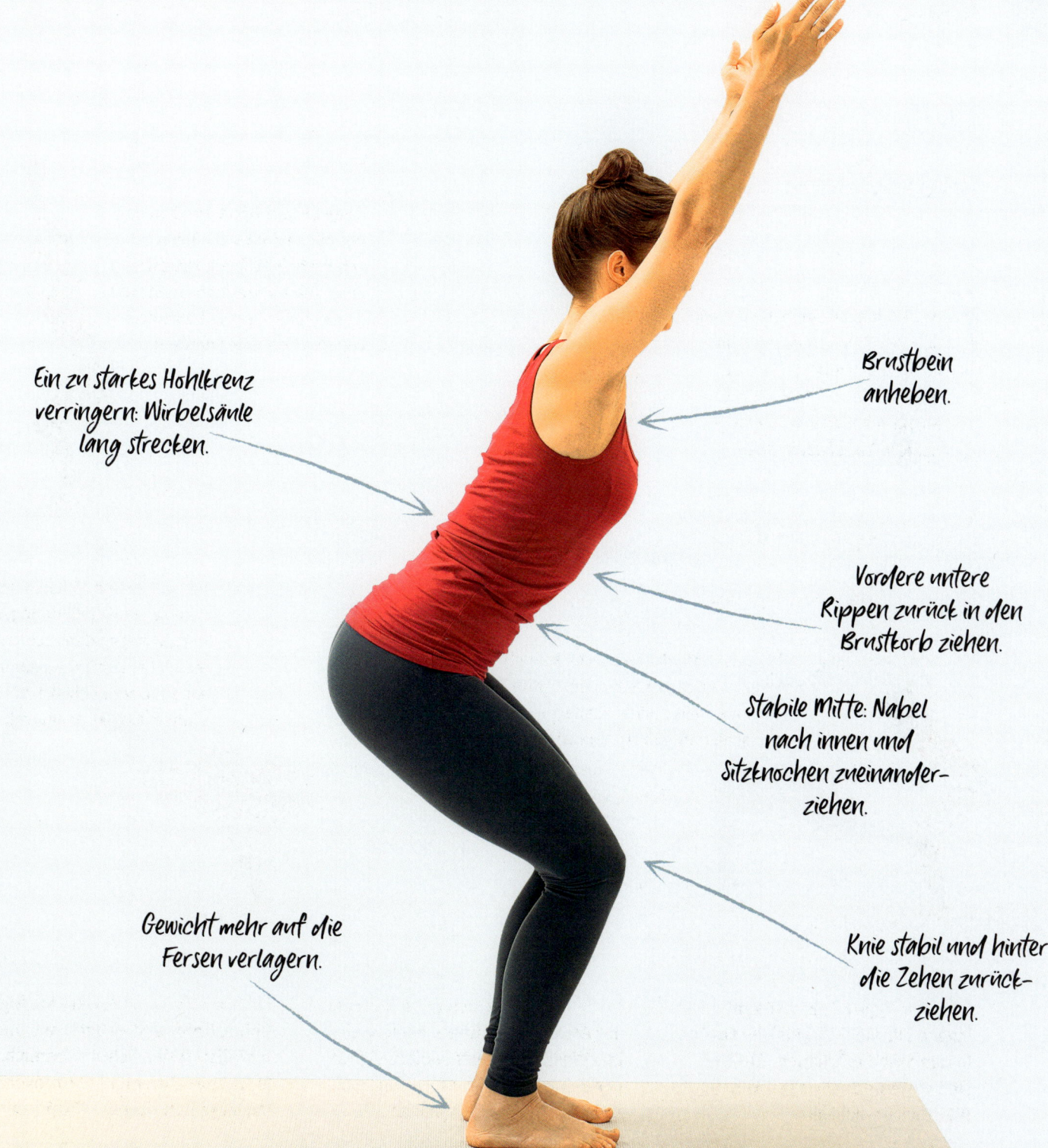

Tiefer Ausfallschritt
Anjaneyasana

1 Hüftweiter Stand: Mit links einen großen Schritt zurücktreten. Hände in der Taille abstützen. Linkes Knie am Boden absetzen, Fußrücken ablegen. Rechtes Knie mittig über dem rechten Fußgelenk ausrichten, Oberschenkel parallel zum Boden. Rechte Hüfte sanft zurückziehen.

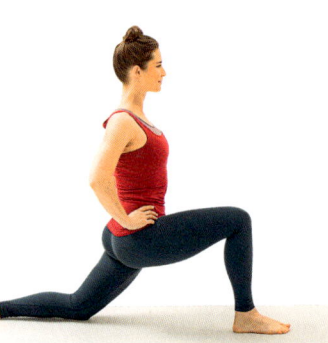

2 Einatmend beide Arme über die Seite lang nach oben strecken und den Oberkörper gerade aufrichten. Arme schulterweit öffnen und Handflächen zueinanderdrehen. Sitzknochen zueinander und Bauchnabel nach innen und oben ziehen.

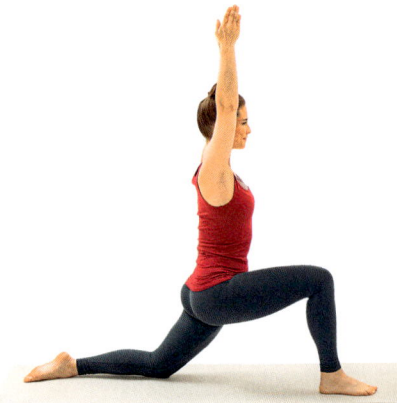

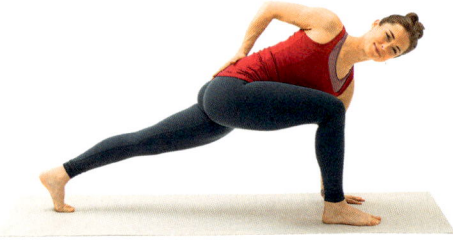

Variante: Beide Hände neben dem vorderen Fuß aufsetzen. Hinteres Knie vom Boden heben, Bein strecken. Rechte Hand am unteren Rücken aufsetzen. Einatmend nach rechts aufdrehen.

RAUSKOMMEN Ausatmend beide Hände zurück zum Boden. Einatmend hinteres Knie heben, ausatmend hinteren Fuß vorholen. Einatmend aufrichten. Seite wechseln.

TIPP Bei empfindlichen Knien Decke unterlegen. In der Dreh-Variante Schultern übereinanderstapeln und Nacken lang halten. Blick folgt der Bewegung zur Seite.

DAS BRINGT'S Ausgeglichenheit und Balance. Kräftigt Beine und Rumpf, dehnt Leisten und Oberschenkel, mobilisiert die Schultern und weitet den Herzraum.

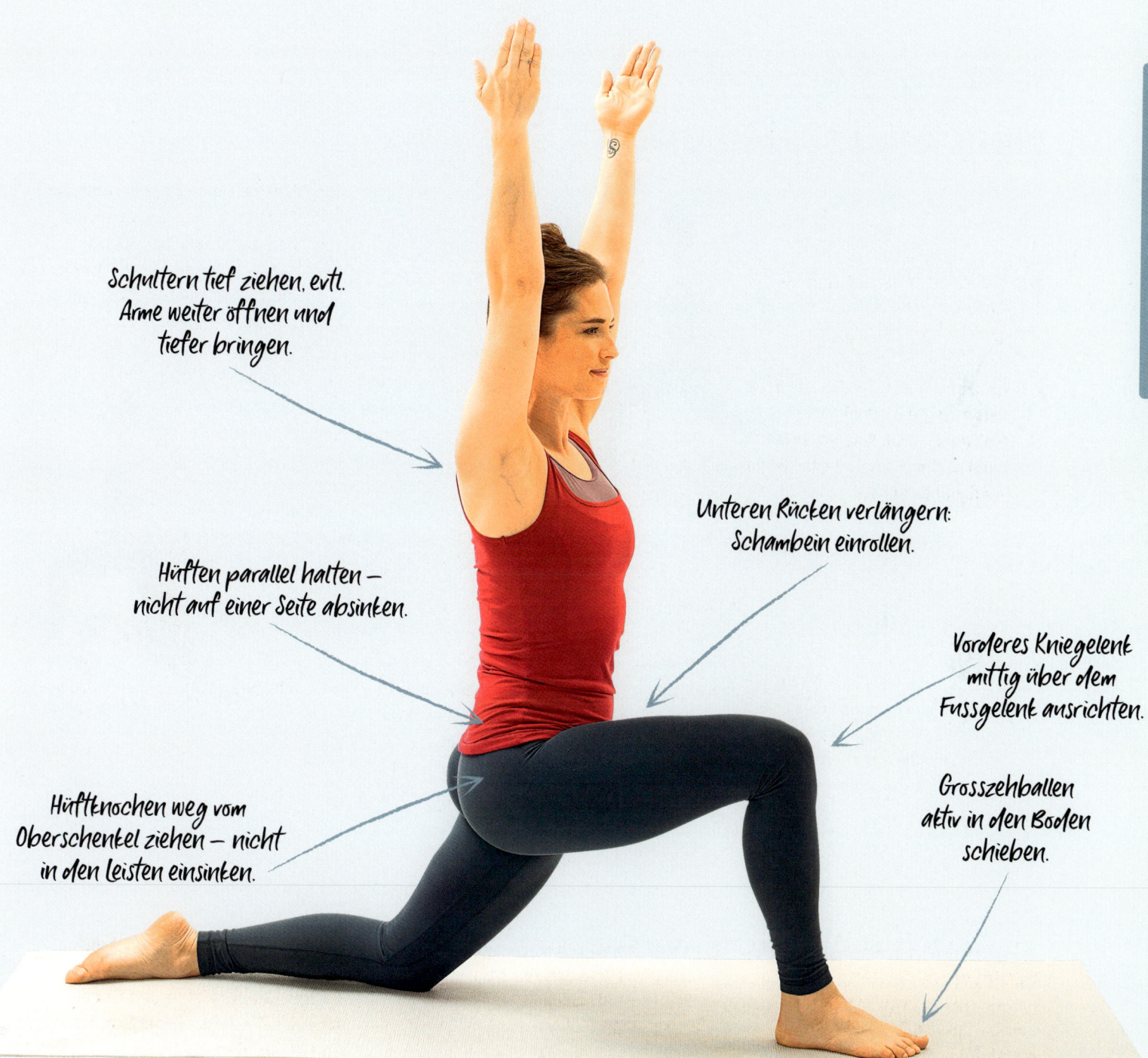

Standhaltungen

Hoher Ausfallschritt
Utthita Ashwa Sanchalanasana

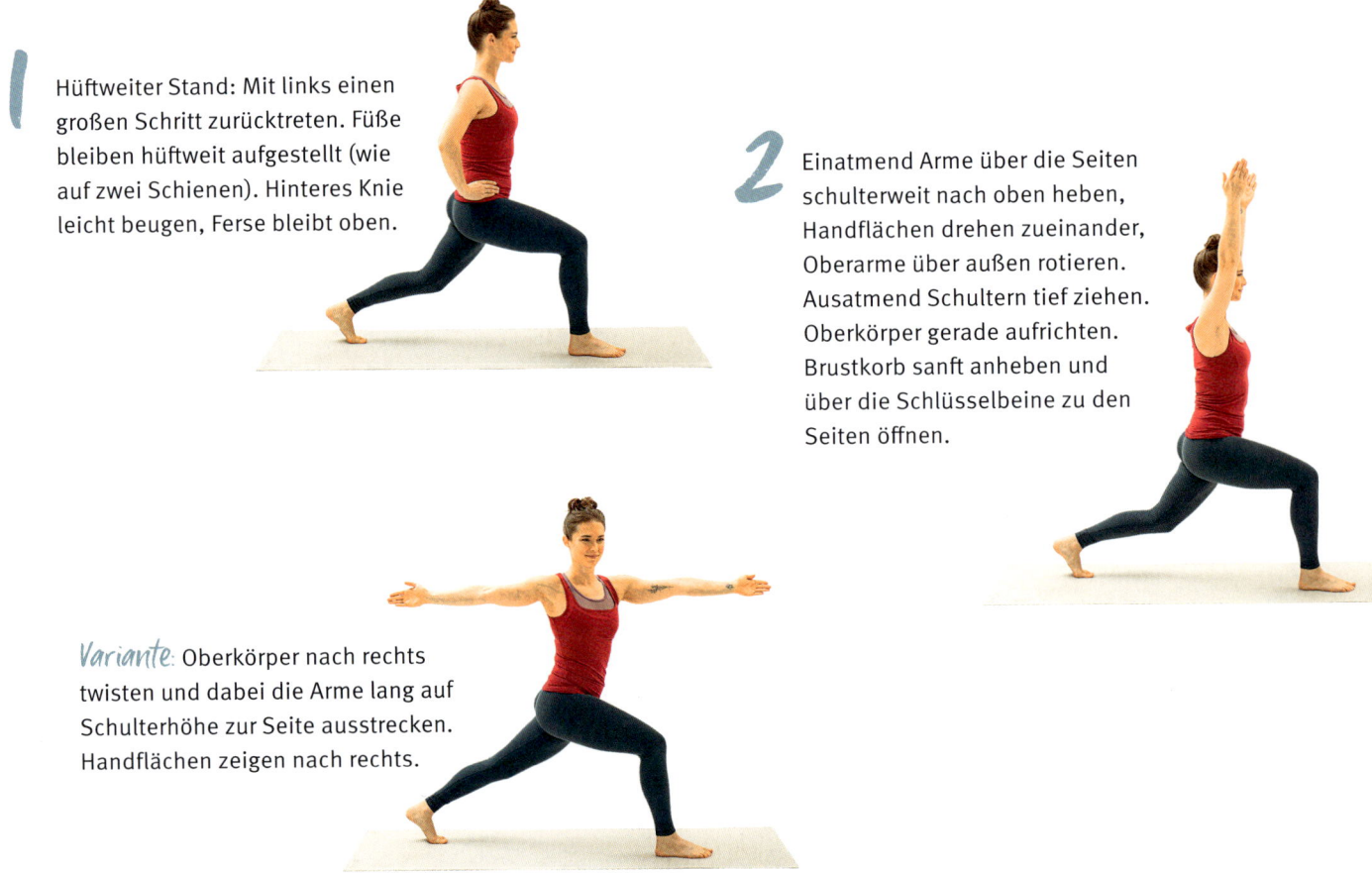

1 Hüftweiter Stand: Mit links einen großen Schritt zurücktreten. Füße bleiben hüftweit aufgestellt (wie auf zwei Schienen). Hinteres Knie leicht beugen, Ferse bleibt oben.

2 Einatmend Arme über die Seiten schulterweit nach oben heben, Handflächen drehen zueinander, Oberarme über außen rotieren. Ausatmend Schultern tief ziehen. Oberkörper gerade aufrichten. Brustkorb sanft anheben und über die Schlüsselbeine zu den Seiten öffnen.

Variante: Oberkörper nach rechts twisten und dabei die Arme lang auf Schulterhöhe zur Seite ausstrecken. Handflächen zeigen nach rechts.

RAUSKOMMEN Mit dem hinteren Bein nach vorn treten. Arme über die Seite zurück an die Taille setzen. Seite wechseln.

TIPP Bei Nackenproblemen Arme weiter öffnen oder Hände zurück an die Hüften setzen. In der Dreh-Variante kannst du die hintere Hand auch am unteren Rücken absetzen.

DAS BRINGT'S Fokus und Kraft. Stärkt die Beinmuskulatur und mobilisiert den Schulterbereich. Tolle Alternative zum Krieger 1 (Seite 34).

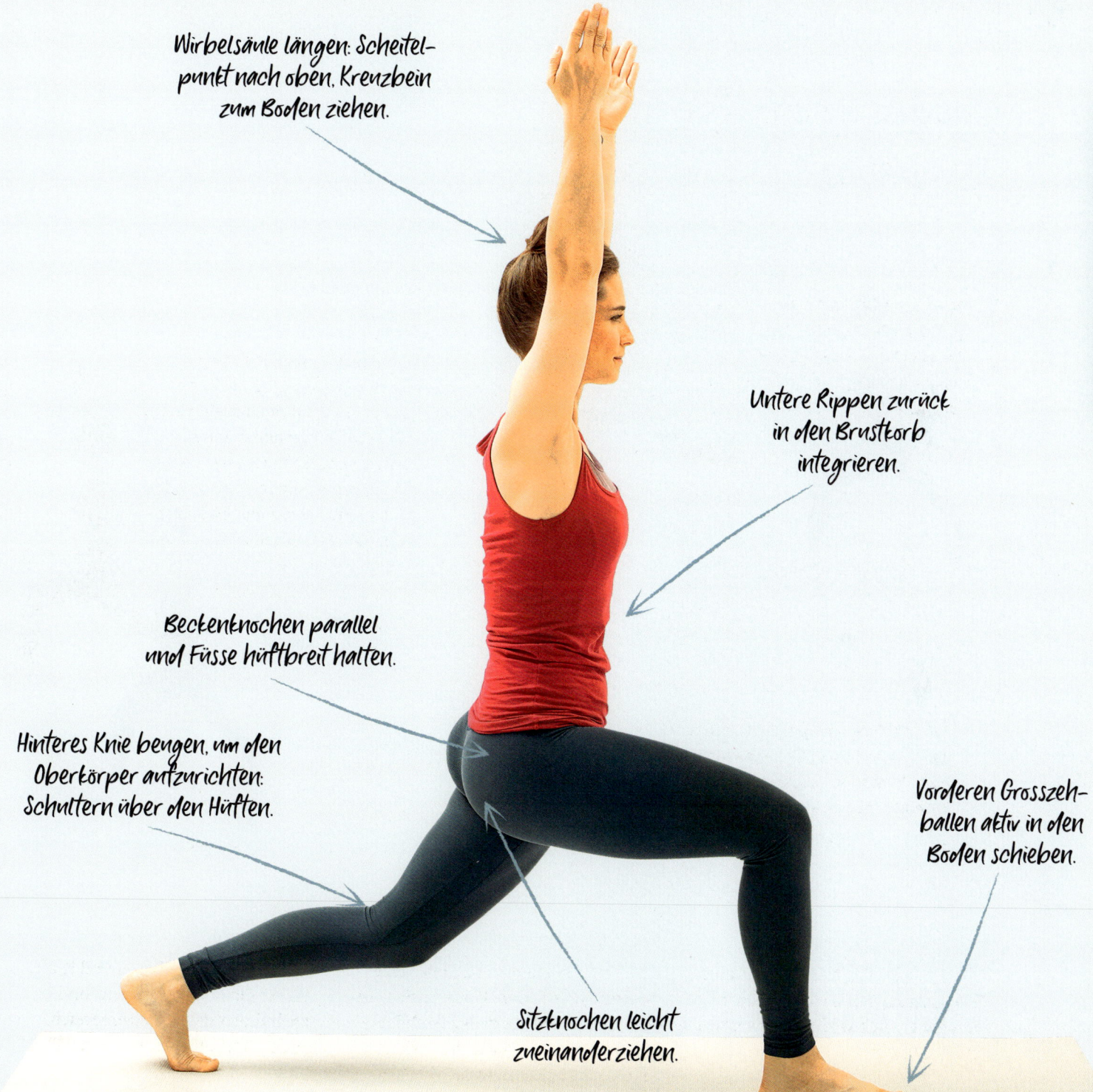

Krieger 1
Virabhadrasa 1

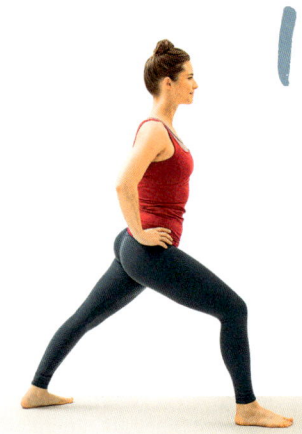

 Hüftweiter Stand, Hände an die Hüften setzen. Mit links einen Schritt zurücktreten. Ferse des hinteren Fußes ca. 45° nach innen drehen, Fußsohle aufstellen.
Hinteres Bein strecken. Fußkante aktiv in den Boden drücken. Vorderes Knie beugen, Kniegelenk ist über dem Fußgelenk. Vorderen Großzehballen in den Boden pressen.

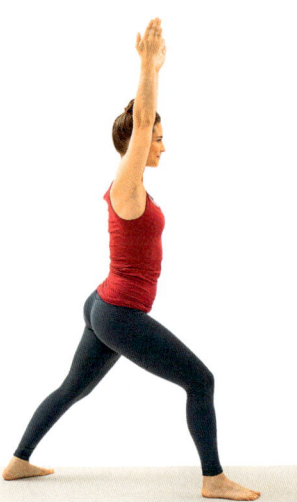

2 Einatmend beide Arme über die Seiten nach oben strecken: schulterweit öffnen, Handflächen zeigen zueinander. Oberarme nach außen rotieren. Ausatmend Schultern entspannen. Vordere Hüfte sanft zurück- hintere leicht vorschieben.

RAUSKOMMEN Hände an die Taille. Hintere Ferse lösen und ausatmend nach vorn treten. Alternativ beide Hände aufsetzen und durch einen halben Sonnengruß (Seite 140) fließen. Seite wechseln.

TIPP Bei Problemen im unteren Rücken hintere Ferse anheben (Hoher Ausfallschritt, Seite 32). Ist der Krieger 1 sehr wackelig, Schritt verkürzen und den Abstand der Beine zueinander verbreitern.

DAS BRINGT'S Erdung und Selbstvertrauen. Arme, Beine und die Rückenmuskulatur werden gekräftigt, Flanken und Wirbelsäule gestreckt und die Vorderseite geöffnet.

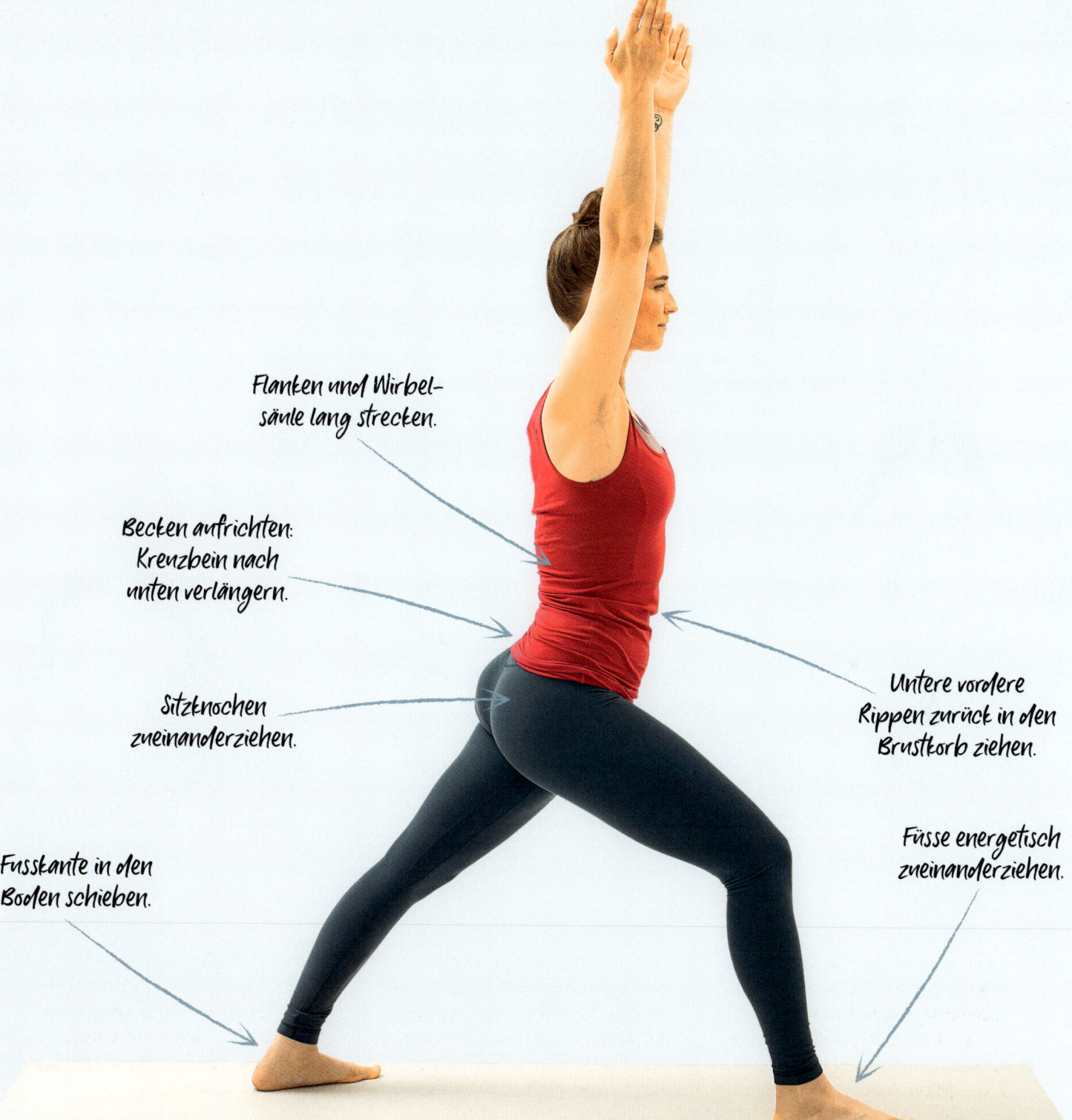

Krieger 2
Virabhadrasana 2

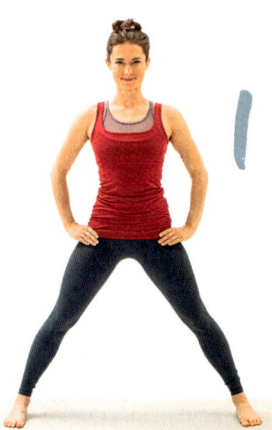

1 Hüftweiter Stand: Mit einem großen Schritt zur langen Seite der Matte aufdrehen. Fersen auf einer Linie halten. Oberkörper und Hüfte zur langen Mattenseite öffnen.

 Vorderen Fuß um 90° nach vorn drehen. Knie im rechten Winkel überm Fußgelenk ausrichten. Hinteren Fuß seitlich quer zur kurzen Mattenkante stellen, Zehen und Hüfte leicht nach innen drehen.

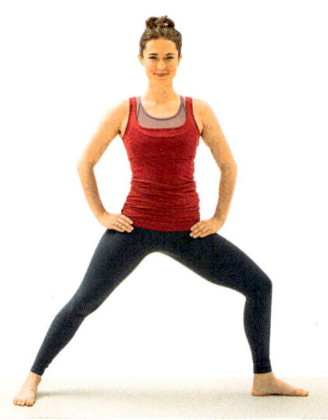

3 Einatmend Arme auf Schulterhöhe zur Seite ausbreiten. Handflächen zeigen zum Boden. Kopf nach vorn drehen und Blick über den vorderen Mittelfinger lenken. Kreuzbein nach unten, Nabel nach innen ziehen.

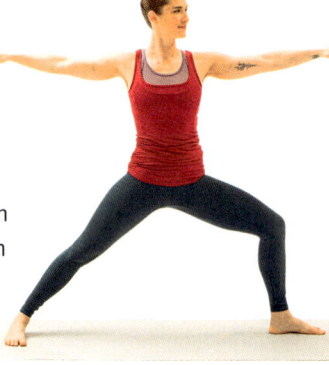

RAUSKOMMEN Einatmend vorderes Bein strecken. Hände in die Taille. Hintere Ferse aufdrehen und ausatmend mit dem hinteren Fuß nach vorn treten. Seite wechseln.

TIPP Um deinen Oberkörper besser über dem Becken zu zentrieren, ziehe den linken Oberkörper nach links und den Nabel nach rechts. Schultern entspannen.

DAS BRINGT'S Stabilität und Erdung. Viel Kraft für die Beine und Mobilität für Hüften und Schultern. Stärkt das Selbstvertrauen und schult die Konzentration.

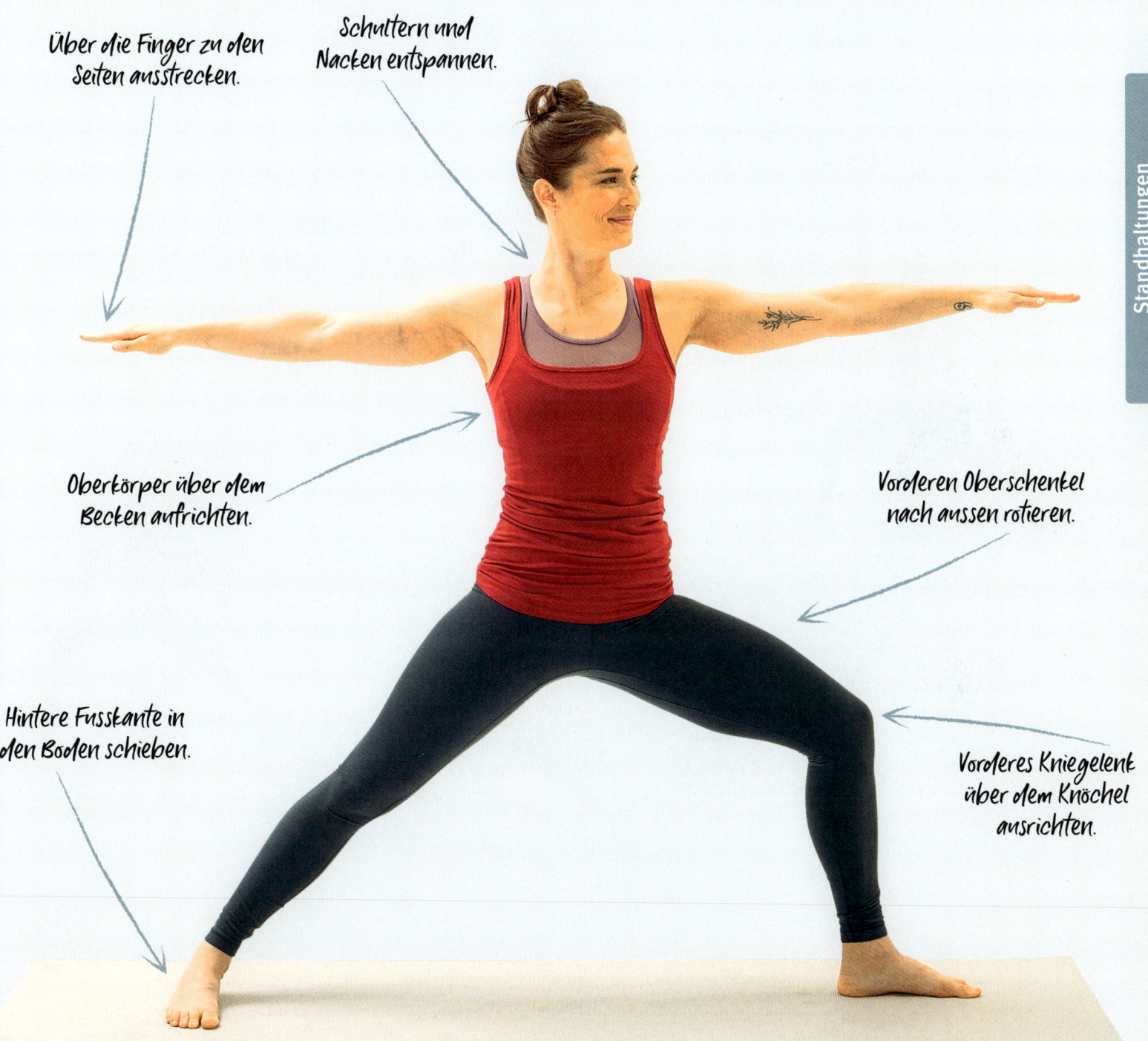

Friedvoller Krieger
Shanti Virabhadrasana

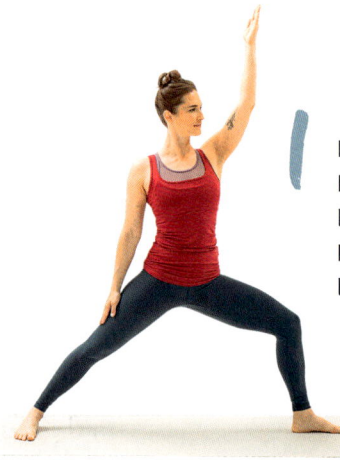

1 Im Krieger 2 (Seite 36) hintere Hand flach am Oberschenkel ablegen. Vordere Handfläche zur Decke drehen. Einatmend Arm lang nach oben strecken.

2 Ausatmend Oberkörper zurückneigen. Vorderen Arm über den Kopf nach hinten strecken. Blick nach vorn richten, Kopf in Verlängerung der Wirbelsäule und Nacken lang halten.
Oberen Arm im Schultergelenk zentrieren und Schulterblätter weit und tief am Rücken anlegen.

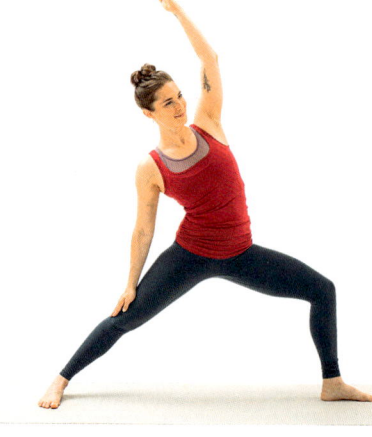

3 Hintere Hand mit der Ausatmung entlang des Beines nach unten schieben. Sitzknochen zueinander, Nabel nach innen ziehen. Hintere Ferse in den Boden drücken. Beine stabil halten und die Bewegung nur mit dem Oberkörper ausführen.

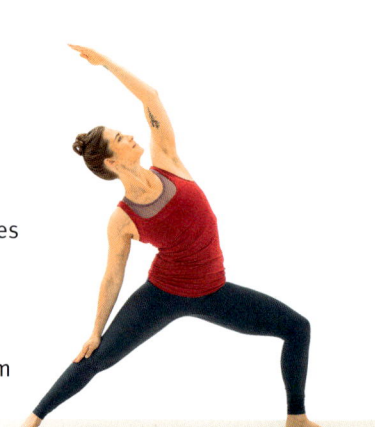

RAUSKOMMEN Einatmend Oberkörper wieder in den Krieger 2 aufrichten. Hände in die Taille legen und ausatmend mit beiden Füßen zum Anfang der Matte treten.

TIPP Hinteren Fuß und Hüfte minimal eindrehen (Fußgelenk in Verlängerung zur Kniescheibe) und gut über die Außenkante und Ferse verwurzeln.

DAS BRINGT'S Stabilität und Energie. Beinmuskulatur und Rumpf werden gekräftigt, Schulterbereich mobilisiert. Die intensive Dehnung der Flanke wirkt aktivierend.

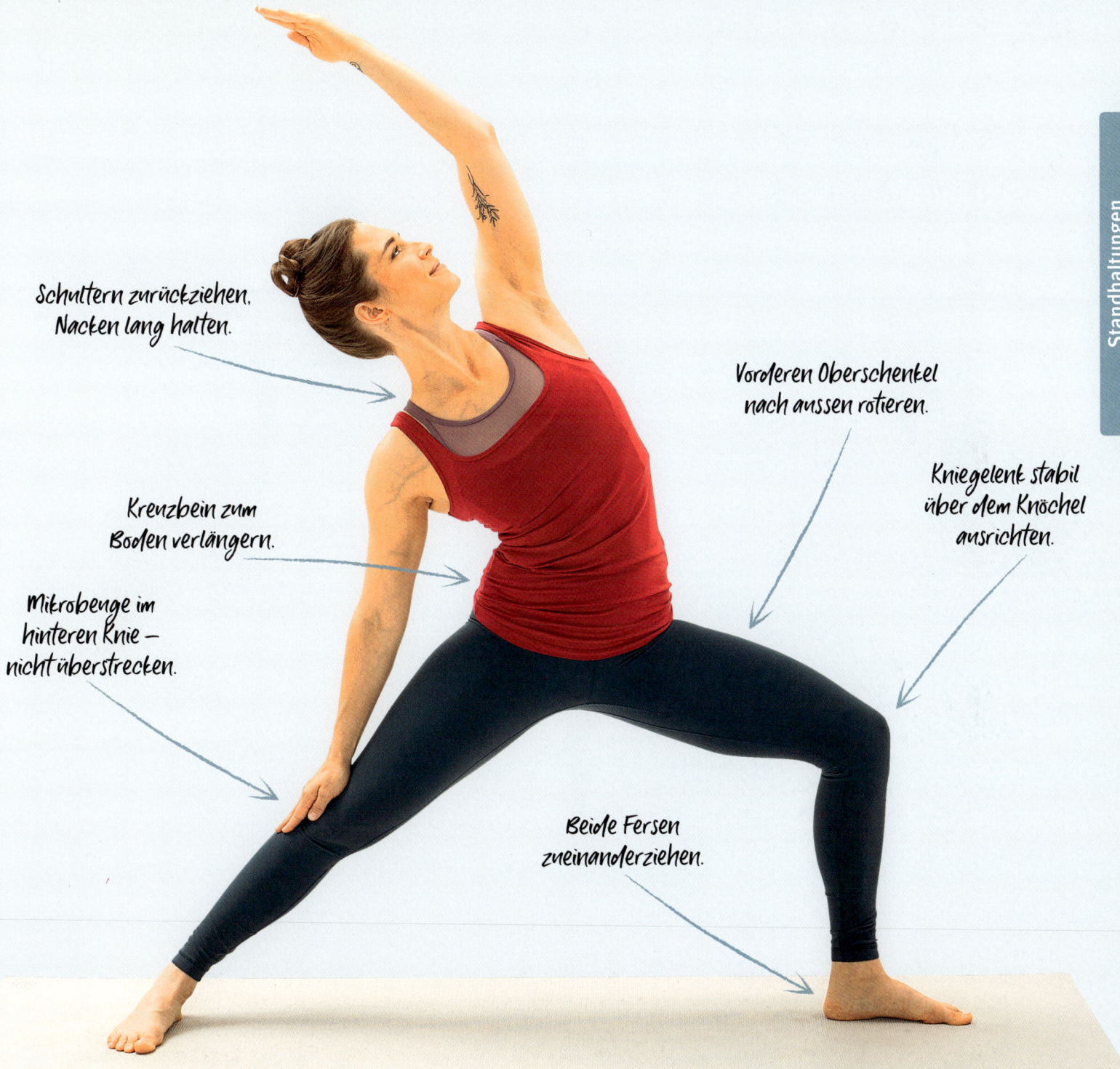

Krieger 3
Virabhadrasana 3

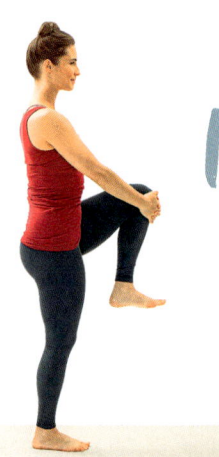

1 Hüftweiter Stand, Hände an die Taille. Gewicht auf rechts verlagern. Einatmend linkes Knie angewinkelt Richtung Brustkorb ziehen, Fuß flexen.

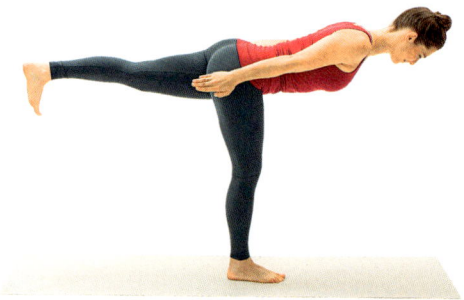

2 Hände lösen. Ausatmend linkes Bein lang nach hinten ausstrecken und Oberkörper parallel zum Boden absenken. Einatmend Arme lang nach hinten strecken. Mikrobeuge im Standbein. Becken parallel ausrichten, hintere Zehen zeigen zum Boden.

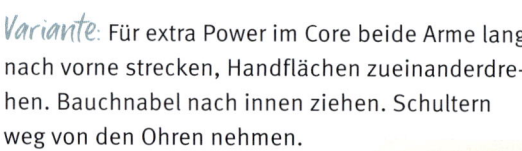

Variante: Für extra Power im Core beide Arme lang nach vorne strecken, Handflächen zueinanderdrehen. Bauchnabel nach innen ziehen. Schultern weg von den Ohren nehmen.

RAUSKOMMEN Einatmend gerade aufrichten, ausatmend Füße aufsetzen und Arme neben den Körper sinken lassen. Seite wechseln.

TIPP Ärgere dich nicht, wenn du an manchen Tagen die Balance nicht findest und ständig aus der Position herausfällst. Einfach noch mal aufs Neue probieren.

DAS BRINGT'S Kraft und Balance. Die Tiefenmuskulatur im Rumpfbereich wird intensiv angesprochen, ebenso die Bauch- und Rückenmuskulatur. Schult das Gleichgewicht.

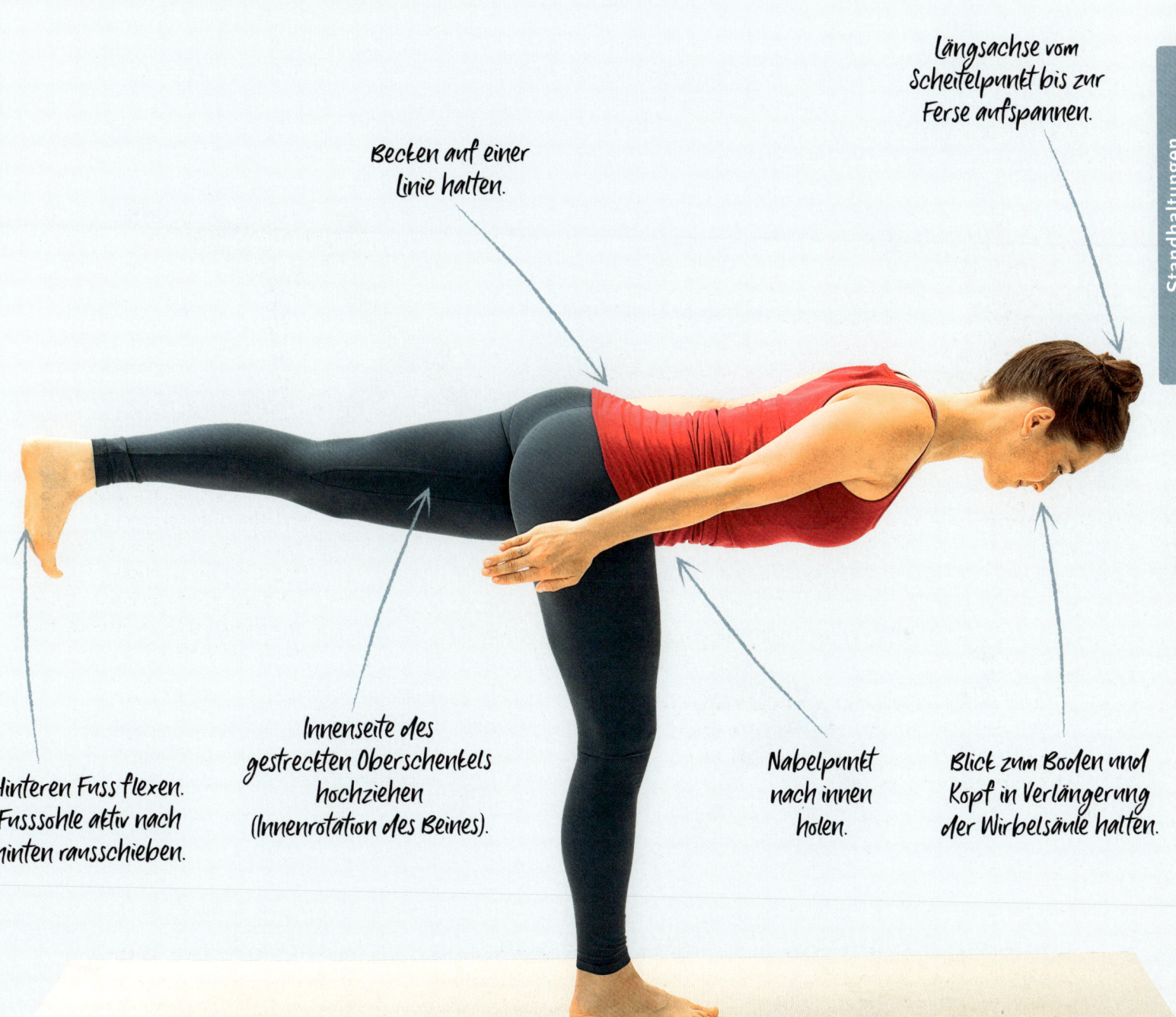

Ausgestrecktes Dreieck
Utthita Trikonasana

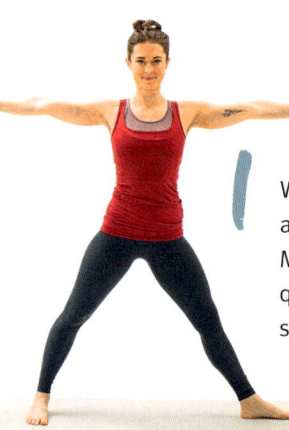

1. Weite Grätsche: Füße ca. eine Beinlänge auseinander. Linken Fuß um 90° zur kurzen Mattenseite drehen, rechten Fuß seitlich querstellen. Arme auf Schulterhöhe ausstrecken.

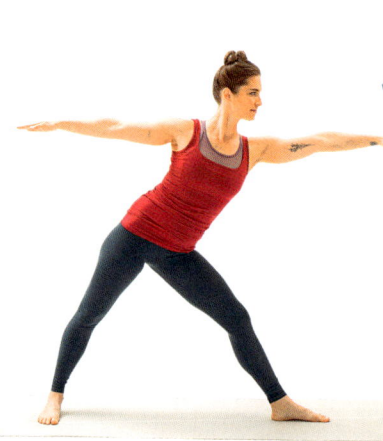

2. Handflächen zeigen nach unten. Einatmend Oberkörper über den rechten Oberschenkel zur Seite rausschieben. Ausatmend Oberkörper absenken und nach links oben aufdrehen.

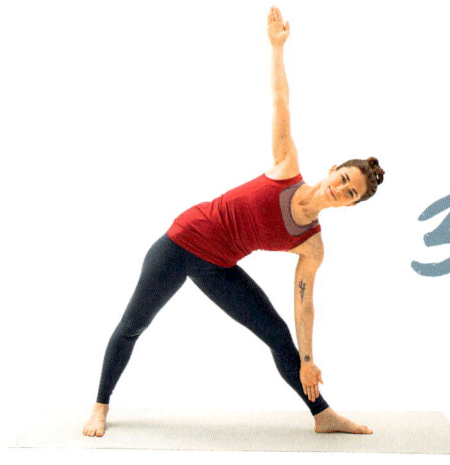

3. Rechten Handrücken an die Wadeninnenseite legen. Linken Arm nach oben strecken. Beide Schultern übereinander, Kopf in Verlängerung der Wirbelsäule und Nacken lang halten. Beide Körperseiten strecken und Oberkörper zur Decke aufdrehen.

RAUSKOMMEN Einatmend Oberkörper über den linken Arm nach oben aufrichten, dabei gut über die Füße erden und die Körpermitte stabilisieren. Seite wechseln.

TIPP Es ist nicht wichtig, wie tief du den Rumpf absenkst. Entscheidend ist, über die Kraft der Beine und des Rumpfes die Position zu halten und den Brustkorb aufzudrehen.

DAS BRINGT'S Weite und Zentrierung: Kräftigt Beine und Fußgelenke und stärkt das Gleichgewicht. Hüften und Brustkorb werden intensiv geöffnet.

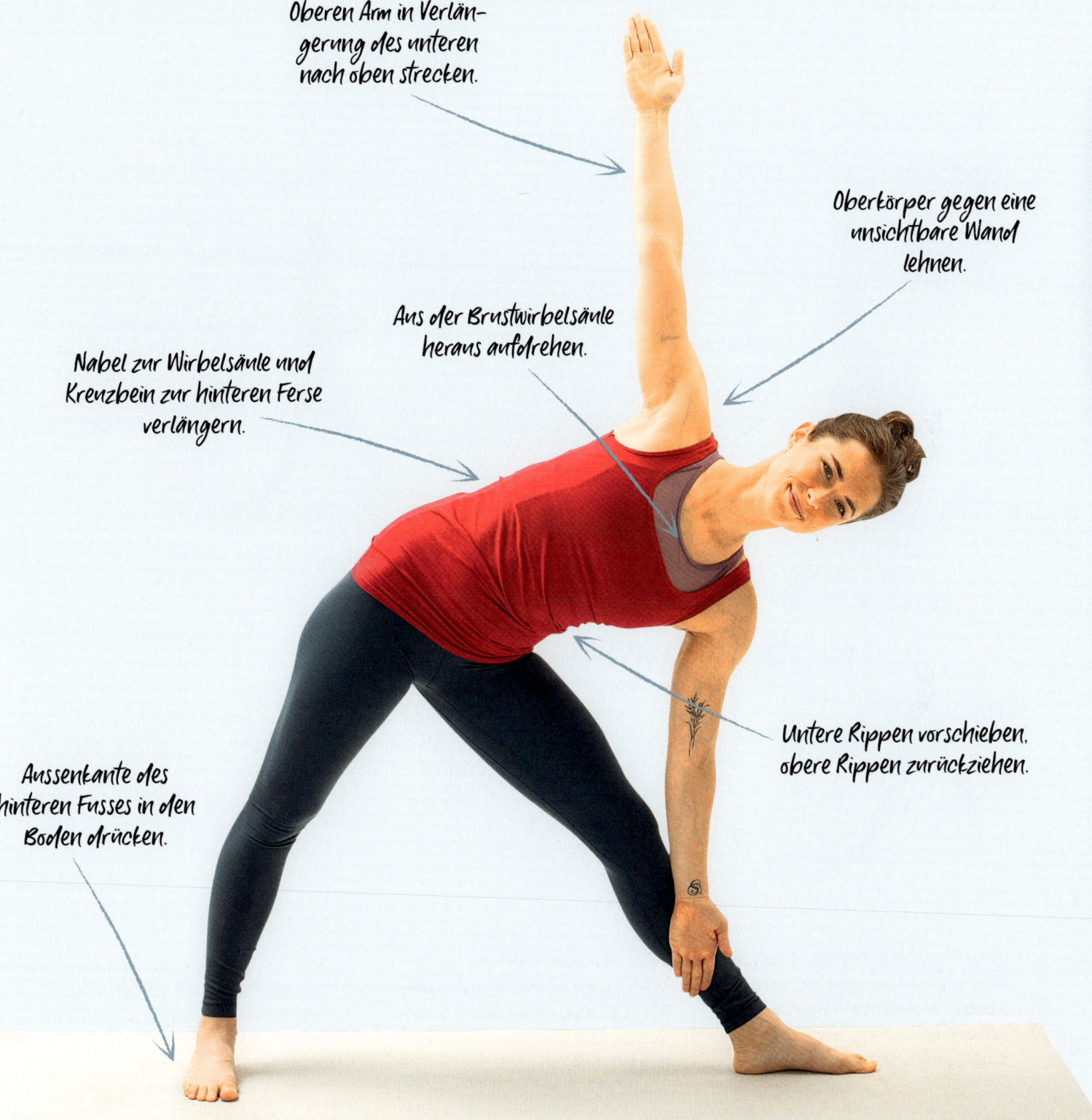

Gedrehtes Dreieck

Parivritta Utthita Trikonasana

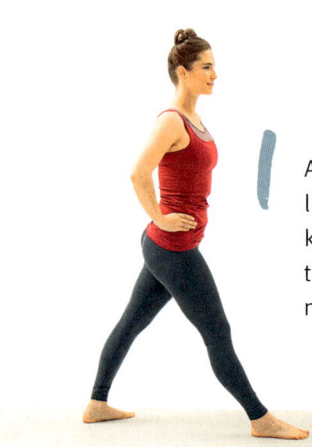

1 Aus dem hüftweiten Stand mit links einen Schritt (ca. einen knappen Meter) nach hinten treten und linke Ferse leicht nach innen drehen (s. a. Krieger 1).

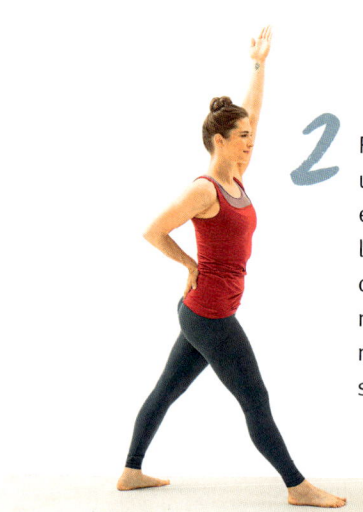

2 Rechte Hand auf den unteren Rücken legen, einatmend linken Arm lang nach oben strecken, Handfläche dreht nach rechts. Becken mittig halten. Beine strecken.

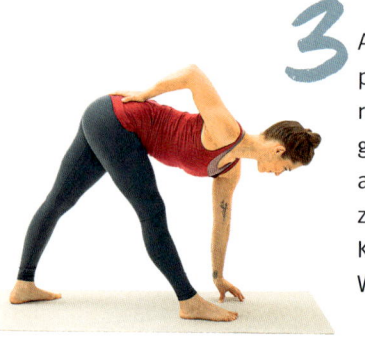

3 Ausatmend Oberkörper aus der Hüfte gerade nach vorn beugen. Linke Hand innen am rechten Fuß absetzen. Über die Krone des Kopfes einatmend die Wirbelsäule strecken.

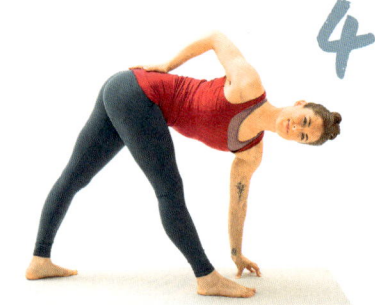

4 Ausatmend mit dem Oberkörper nach rechts aufdrehen, sodass beide Schultern in einer Linie übereinanderstehen. Kopf in Verlängerung der Wirbelsäule halten.

RAUSKOMMEN Ausatmend Oberkörper zurück zur Mitte drehen, Hände an die Taille. Mit geradem Rücken und aktiver Mitte einatmend aufrichten. Seite wechseln.

TIPP Wenn es schwierig ist, die Wirbelsäule lang zu strecken, Knie leicht beugen oder den Schritt verkürzen. Gut über beide Füße im Boden verankern.

DAS BRINGT'S Fokus und Balance. Beine und Hüftmuskulatur werden intensiv gekräftigt. Die Drehung im Brustkorb schafft Weite und wirkt vitalisierend.

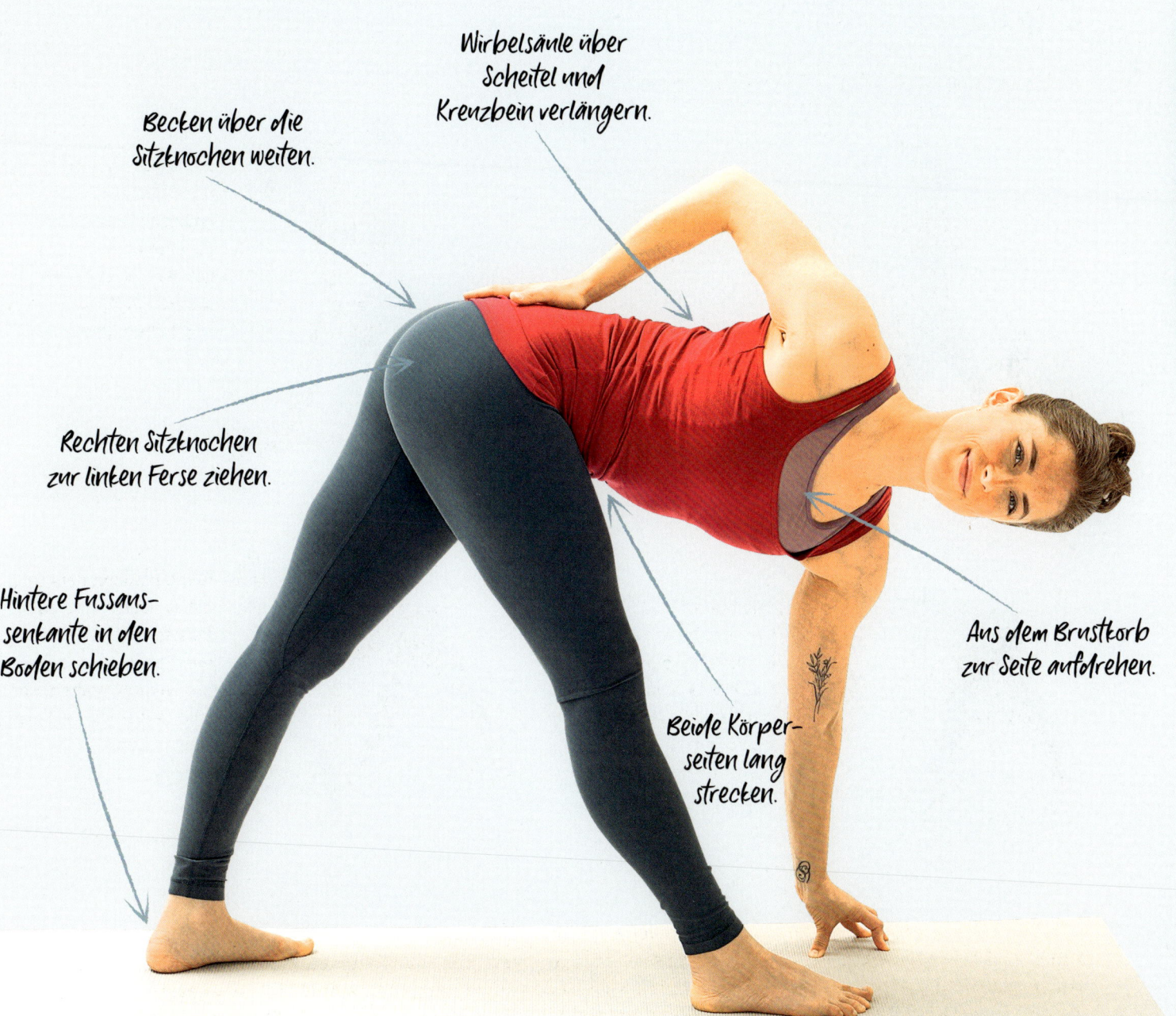

Standhaltungen

Pyramide
Parsvottanasana

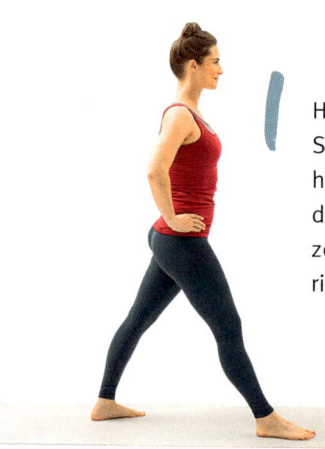

1 Hüftweiter Stand: Mit links einen Schritt zurücktreten. Ferse des hinteren Fuß um etwa 45° eindrehen. Hände an die Taille setzen. Hüften mittig nach vorn ausrichten.

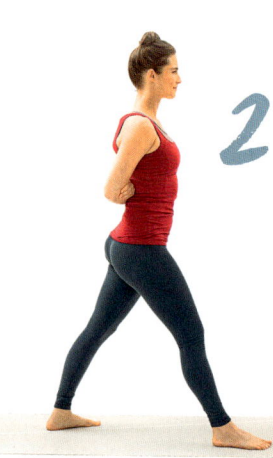

2 Mit den Händen hinter dem Rücken den gegenüberliegenden Ellenbogen greifen. Vorderes Knie leicht beugen. Hintere Ferse fest in den Boden schieben, hinteres Bein strecken.

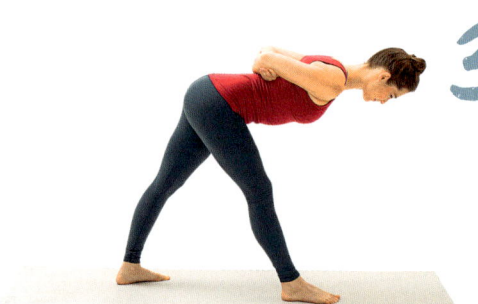

3 Ausatmend Oberkörper mit geradem Rücken parallel zum Boden nach vorn neigen. Rechte Hüfte zurück- und linke nach vorn ziehen. Beide Beine, so gut es geht, strecken.

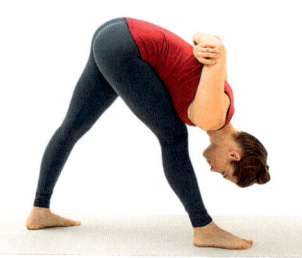

4 Einatmend Länge schaffen, ausatmend Oberkörper zum vorderen Bein absenken. Brustbein dabei nach vorn verlängern. Blick schräg nach vorn richten, Nacken entspannen.

RAUSKOMMEN Knie leicht beugen, Füße in den Boden drücken, Körpermitte aktivieren und einatmend aufrichten. Seite wechseln – auch beim Umfassen der Arme.

TIPP Statt der Ellenbogen kannst du auch die Handgelenke greifen. Bei offenen Schultern kannst du die Handflächen zwischen den Schulterblättern aneinanderlegen.

DAS BRINGT'S Stabilität und Raum. Intensive Dehnung der Beinrückseiten. Die Hüftmuskulatur wird gelockert, die Schultern mobilisiert, der Brustkorb geöffnet.

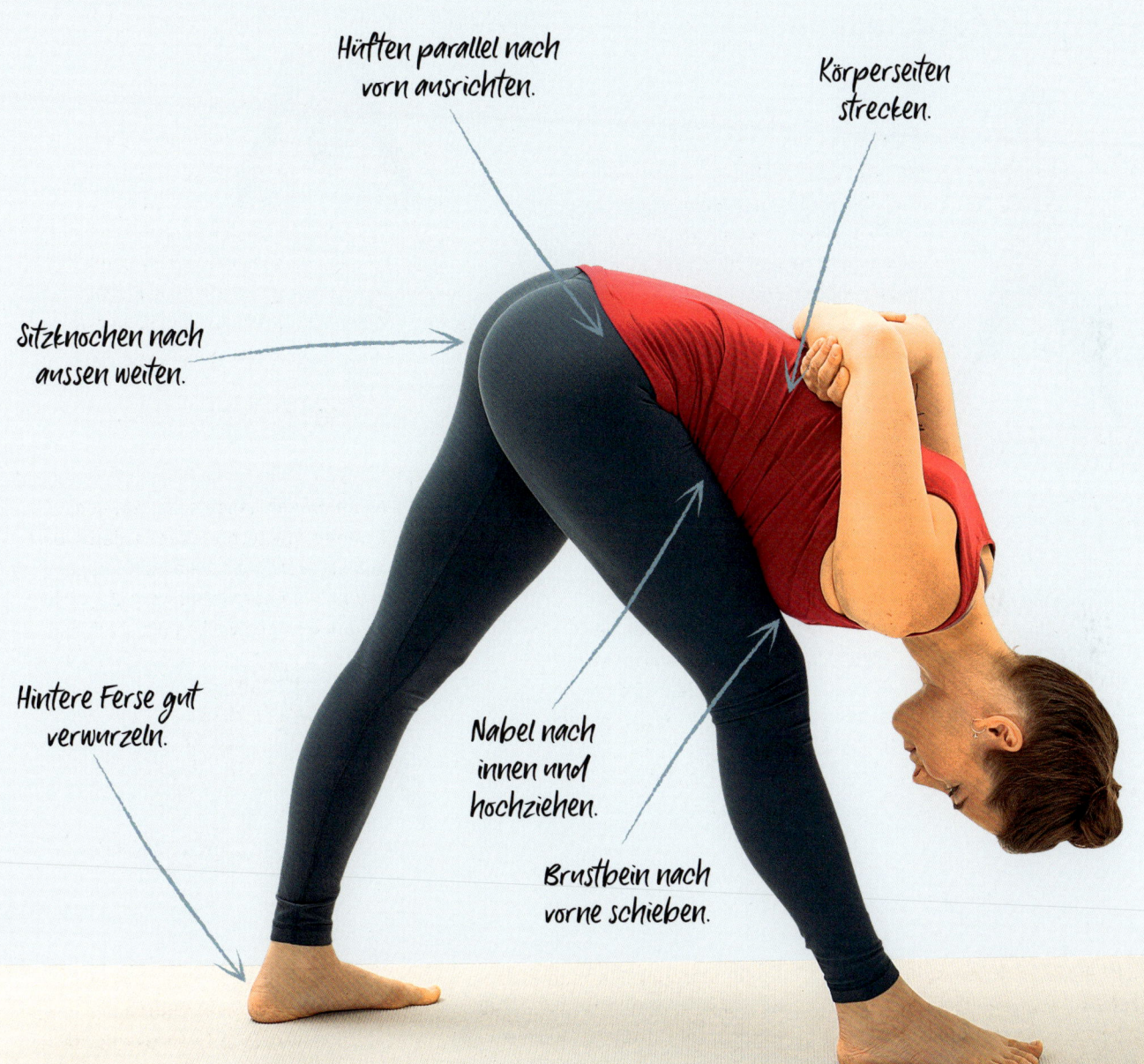

Stehende Grätsche
Prasarita Padottanasana

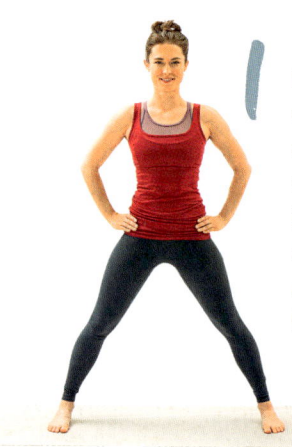

1 Weite Grätsche, Hände an die Taille. Außenkanten der Füße parallel zum kurzen Mattenrand aufstellen, Zehen minimal nach innen drehen. Beine lang strecken, Mikrobeuge in den Knien.

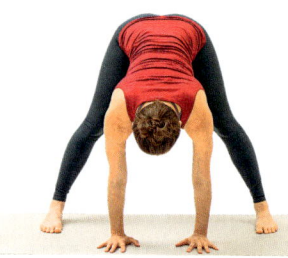

2 Ausatmend Oberkörper aus der Hüfte heraus lang nach vorn beugen. Hände oder Fingerspitzen unterhalb der Schultern am Boden aufsetzen. Einatmend Körper lang strecken.

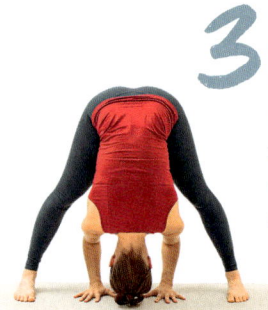

3 Hände in einer Linie mit den Füßen aufsetzen, Ellenbogen beugen und Ellenbogenspitzen nach hinten ziehen. Ausatmend Krone des Kopfes Richtung Boden absenken.

Variante: Hände unterhalb der Schultern am Boden aufsetzen. Rechte Hand vom Boden lösen und am unteren Rücken auflegen. Einatmend Oberkörper sanft nach rechts aufdrehen.

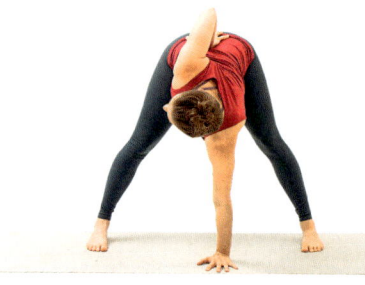

RAUSKOMMEN Hände unter den Schultern aufsetzen. Füße aktiv in den Boden schieben (sanften Druck nach außen geben), Knie leicht beugen. Einatmend gerade aufrichten.

TIPP Ist der Boden zu weit weg, setze deine Hände auf zwei Blöcken. Füße gut verwurzeln. Beine nach außen schieben – wie gegen einen Widerstand.

DAS BRINGT'S Erdung und Weite. Die Beine werden gekräftigt und gedehnt und extra viel Weite im Becken geschaffen, was den unteren Rücken entspannt.

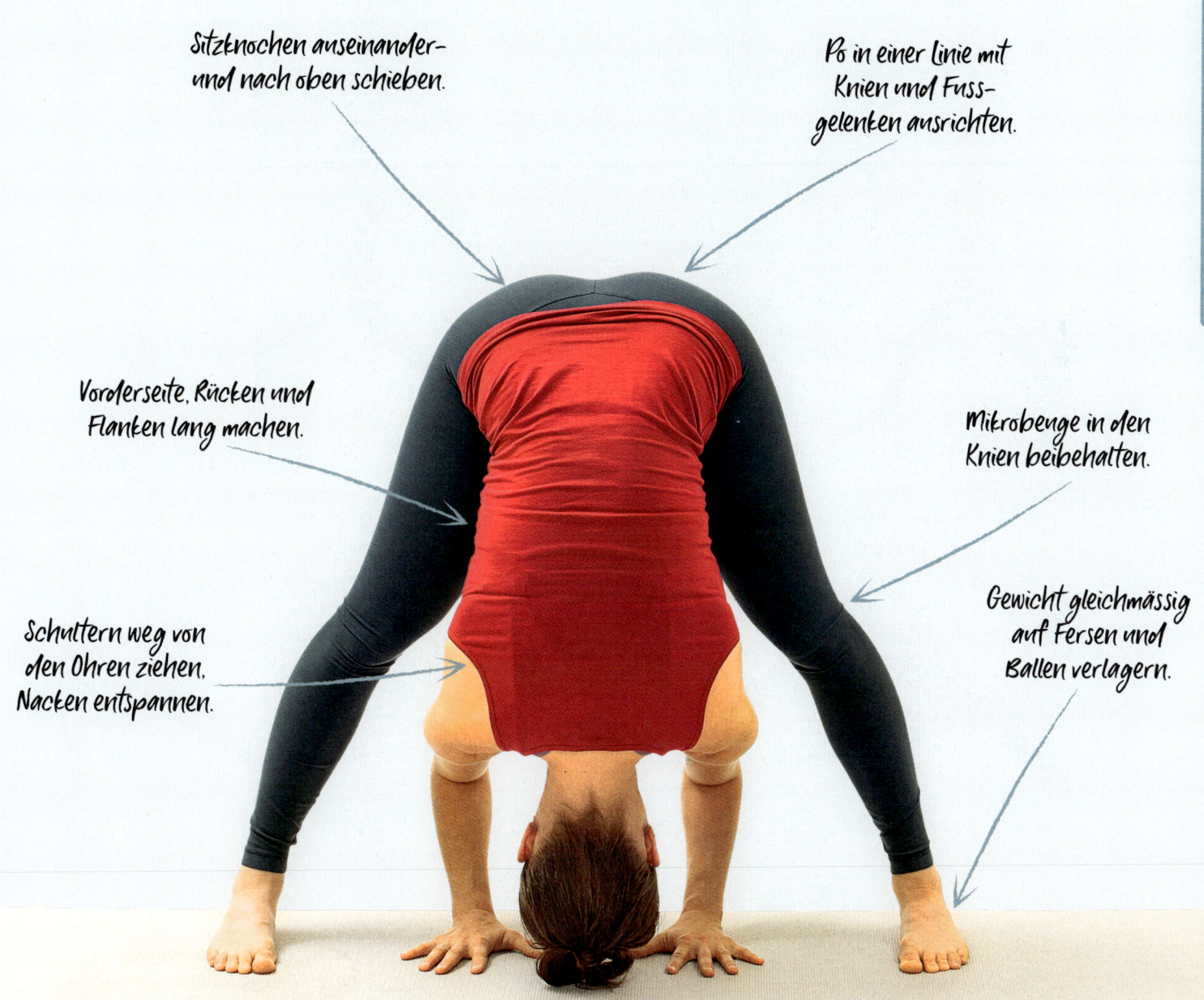

Geöffneter Seitwinkel
Utthita Parshvakonasana

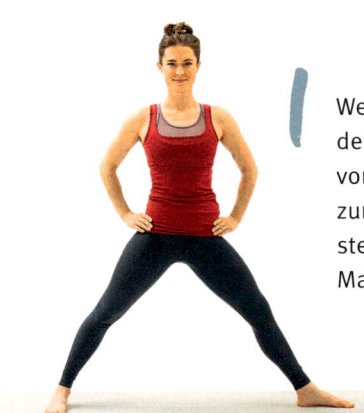

1 Weite stehende Grätsche: Vorderen Fuß im 90°-Winkel nach vorn, hinteren Fuß seitlich quer zum kurzen Mattenrand aufstellen. Oberkörper zur langen Mattenseite ausrichten.

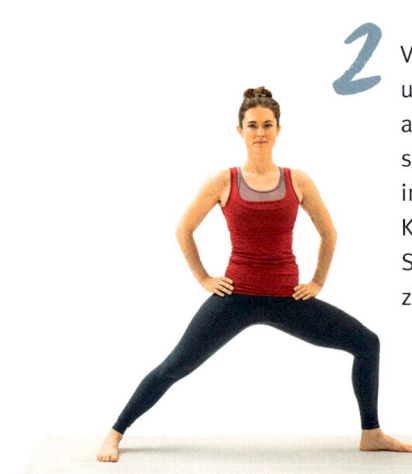

2 Vorderes Knie beugen und über dem Knöchel ausrichten. Hinteres Bein strecken, Fußaußenkante in den Boden drücken. Kreuzbein nach unten, Sitzknochen zueinanderziehen.

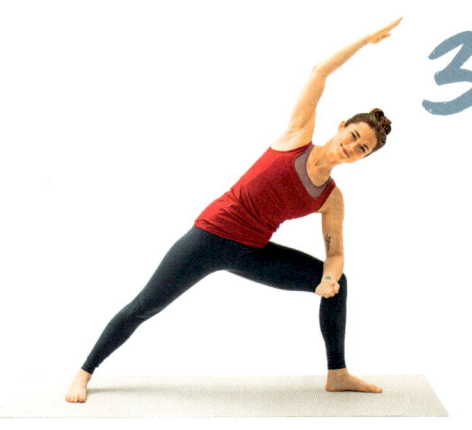

3 Ausatmend linken Unterarm auf dem linken Oberschenkel ablegen, Handfläche nach oben aufdrehen. Rechten Arm lang über den Kopf nach vorn ausstrecken. Nacken lang halten. Untere Rippen vor-, obere zurückschieben.

Variante: Linke Hand an der Innenseite des linken Fußes am Boden oder auf einem Block absetzen. Oberen Arm nach oben ausstrecken. Oberkörper aufdrehen. Nacken lang halten.

RAUSKOMMEN Einatmend Oberkörper aufrichten, Hände in die Taille. Ausatmend Beine strecken und an den Anfang der Matte treten. Seite wechseln.

TIPP Vorderes Knie über dem Kniegelenk ausrichten – nicht nach innen einknicken. Hintere Ferse und vorderen Großzehballen in den Boden schieben.

DAS BRINGT'S Gute Laune! Die gesamte Körperseite wird gedehnt, die Hüfte geöffnet, was lebendig und fröhlich macht. Die kraftvolle Beinposition sorgt für extra Erdung.

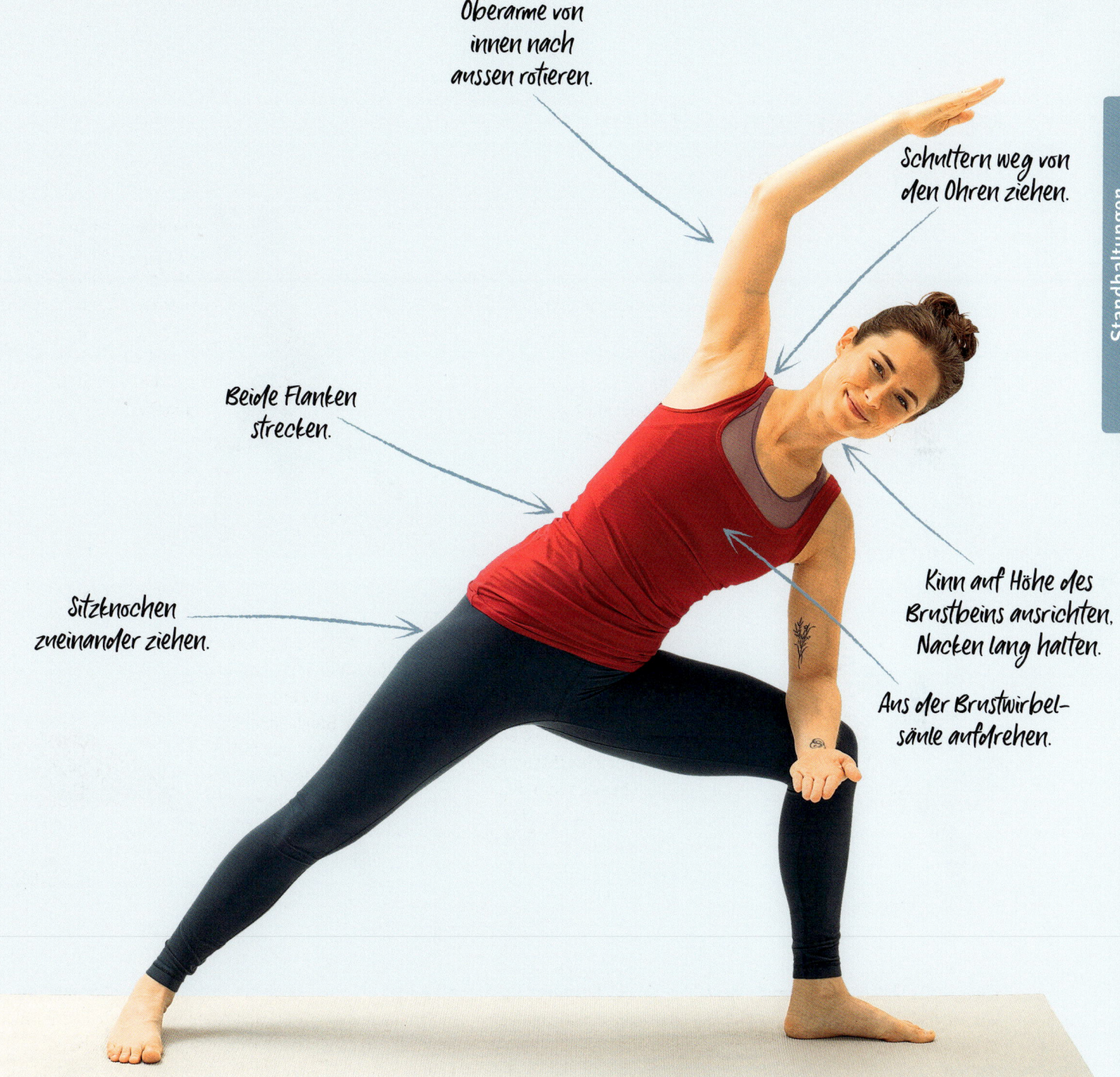

Adler
Garudasana

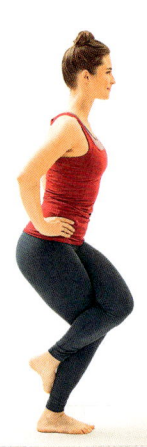

1 Hüftweiter Stand, Hände an die Taille. Linken Fuß heben und linkes Bein von vorne um das rechte wickeln. Fußrücken bis um die rechte Wade schwingen – wenn's klappt.

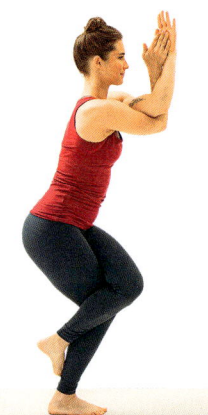

2 Arme lang nach vorne ausstrecken. Rechten Ellenbogen unter den linken legen. Ellenbogen beugen, Unterarme verschränken und beide Handflächen aneinanderlegen.

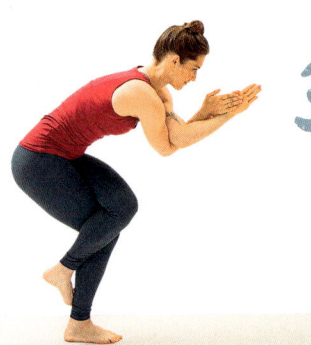

3 Ausatmend mit dem Po etwas tiefer sinken und die Wirbelsäule lang strecken. Einatmend Ellenbogen auf Schulterhöhe anheben. Oberkörper leicht nach vorn beugen.

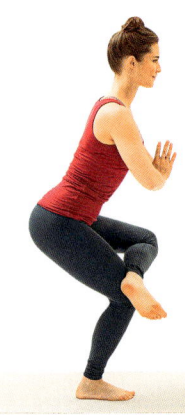

Variante: Linken Knöchel auf den rechten Oberschenkel legen und Po zurück- und tiefer schieben. Adlerarme machen oder Handflächen vor dem Herzen aneinanderlegen.

RAUSKOMMEN Einatmend Oberkörper gerade aufrichten, ausatmend zuerst die Position der Beine, dann die der Arme lösen. Seite wechseln.

TIPP Kommen die Handflächen nicht zusammen, verhake die Daumen ineinander. Alternativ kannst du deine Hände auf die gegenüberliegende Schulter legen.

DAS BRINGT'S Standfestigkeit und Balance. Beine, Schultern und Pomuskulatur werden intensiv gedehnt und gekräftigt. Stärkt die Konzentration.

Nacken lang halten.

Schulterblätter auseinander- und Schultern tief ziehen

Sitzknochen weiten, Kreuzbein verlängern.

Blick auf einen Punkt am Boden fokussieren.

Nabelpunkt nach innen holen.

Ellenbogen auf Höhe der Schultern heben – weg vom Brustkorb.

Standhaltungen

Standhaltungen

Tänzer
Nataranjasana

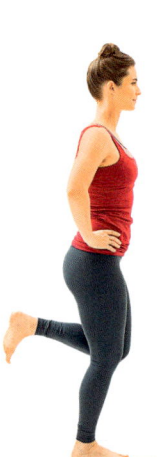

1 Hüftweiter Stand: Hände an die Taille. Gewicht auf rechts verlagern, Standbein gut verwurzeln. Linkes Knie beugen, Ferse zum Po führen. Knie auf einer Linie halten.

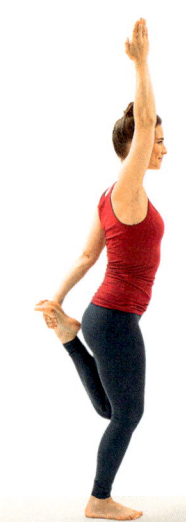

2 Mit links den linken Fuß oder das Fußgelenk von außen greifen. Einatmend rechten Arm nach oben ausstrecken. Wirbelsäule lang aufrichten. Knie parallel nebeneinanderhalten.

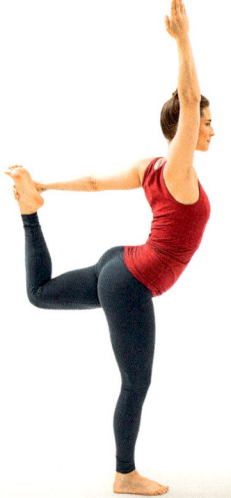

3 Ausatmend Fuß gegen die Hand drücken und hochschieben. Oberkörper nach vorn beugen – wie bei einem aufgespannten Bogen. Brustkorb weiten, Nabel zur Wirbelsäule. Beide Beckenknochen zeigen nach vorn.

RAUSKOMMEN Einatmend Oberkörper wieder aufrichten, Griff ums Bein lösen und ausatmend Fuß abstelle. Seite wechseln.

TIPP Kannst du das Gleichgewicht nicht gut halten, übe erst mal nur bis Punkt 2. Halte dabei beide Knie auf einer Linie und baue die Länge in der Wirbelsäule auf.

DAS BRINGT'S Stabilität und Offenheit: Die Vorderseite des Körpers wird geöffnet, die Muskulatur der Bein- und Fußgelenke gestärkt und die Balance geschult.

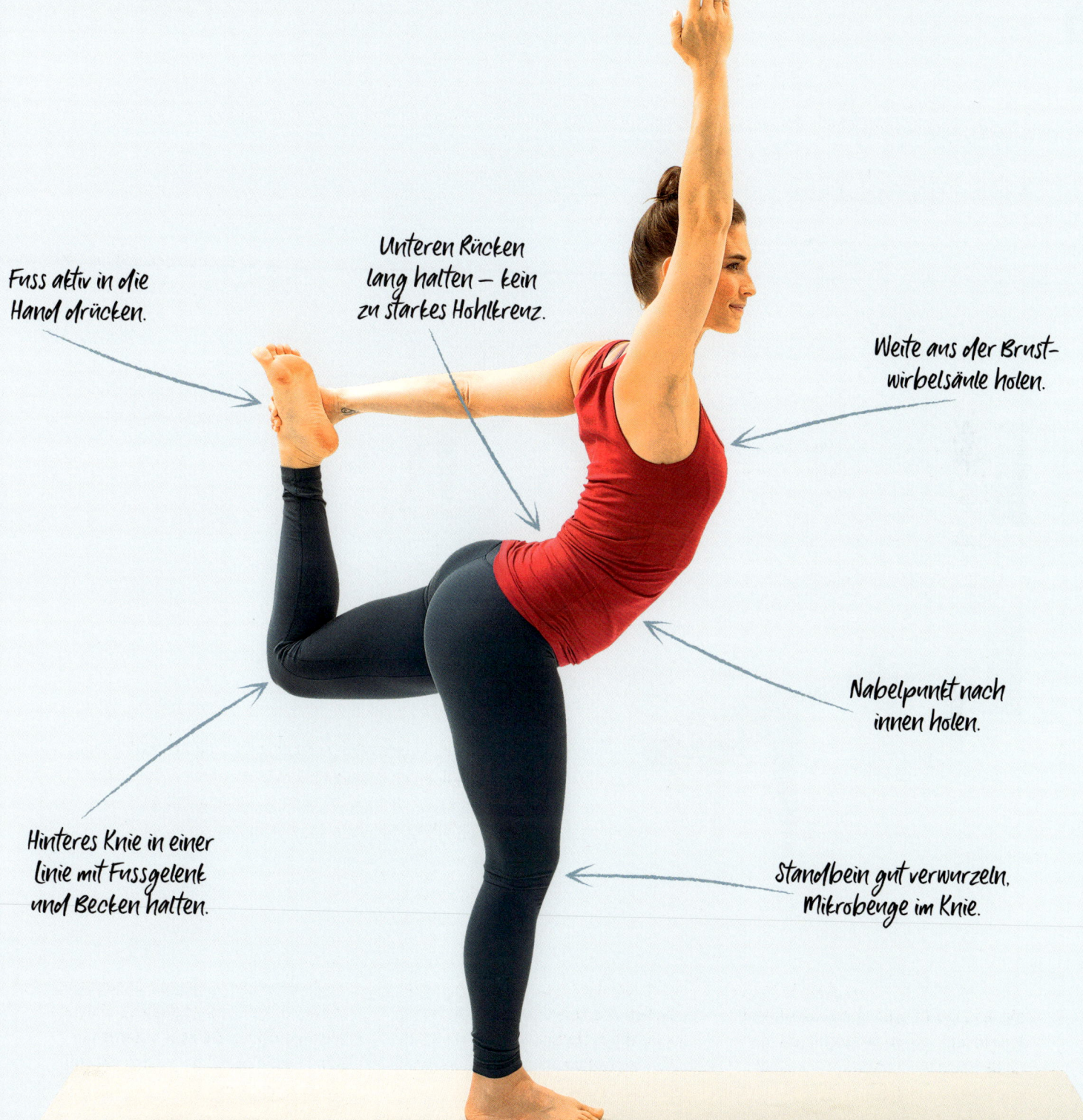

Halbmond
Ardha Chandrasana

1 Krieger 2: Linker Fuß ist vorn, rechte Hand an der Taille.
Ausatmend Gewicht auf links verlagern und den Oberkörper nach vorn zum Boden beugen. Linke Fingerspitzen ca. 30 cm vor dem Fuß aufsetzen.

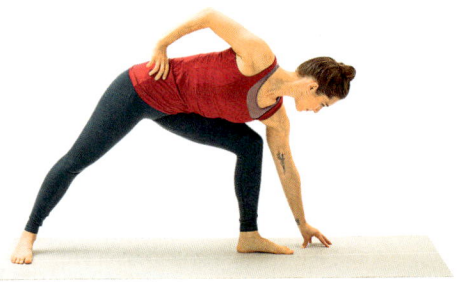

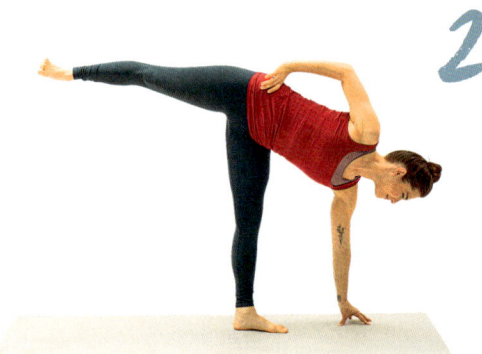

2 Einatmend rechtes Bein vom Boden lösen und lang nach hinten strecken. Oberkörper nach rechts aufdrehen, sodass beide Schultern übereinandergestapelt sind. Rechte Hand bleibt an der Taille.
Obere Hüfte und Schulter weiter aufdrehen, als würdest du dich gegen eine unsichtbare Wand lehnen.
Nabelpunkt nach innen ziehen, um dein Zentrum zu stabilisieren. Ausatmend tiefer über das Standbein verwurzeln.

RAUSKOMMEN Ausatmend Oberkörper zurück zum Boden drehen, linken Fuß neben dem rechten absetzen. Einatmend gerade aufrichten. Seite wechseln.

TIPP Setz die vordere Hand auf einen Block, wenn der Boden zu weit weg ist und du die Wirbelsäule sonst nicht lang strecken kannst.

DAS BRINGT'S Balance und Zuversicht. Beine, Fußgelenke, Rücken und Schultern werden gekräftigt, der untere Rücken und die Pomuskulatur entlastet.

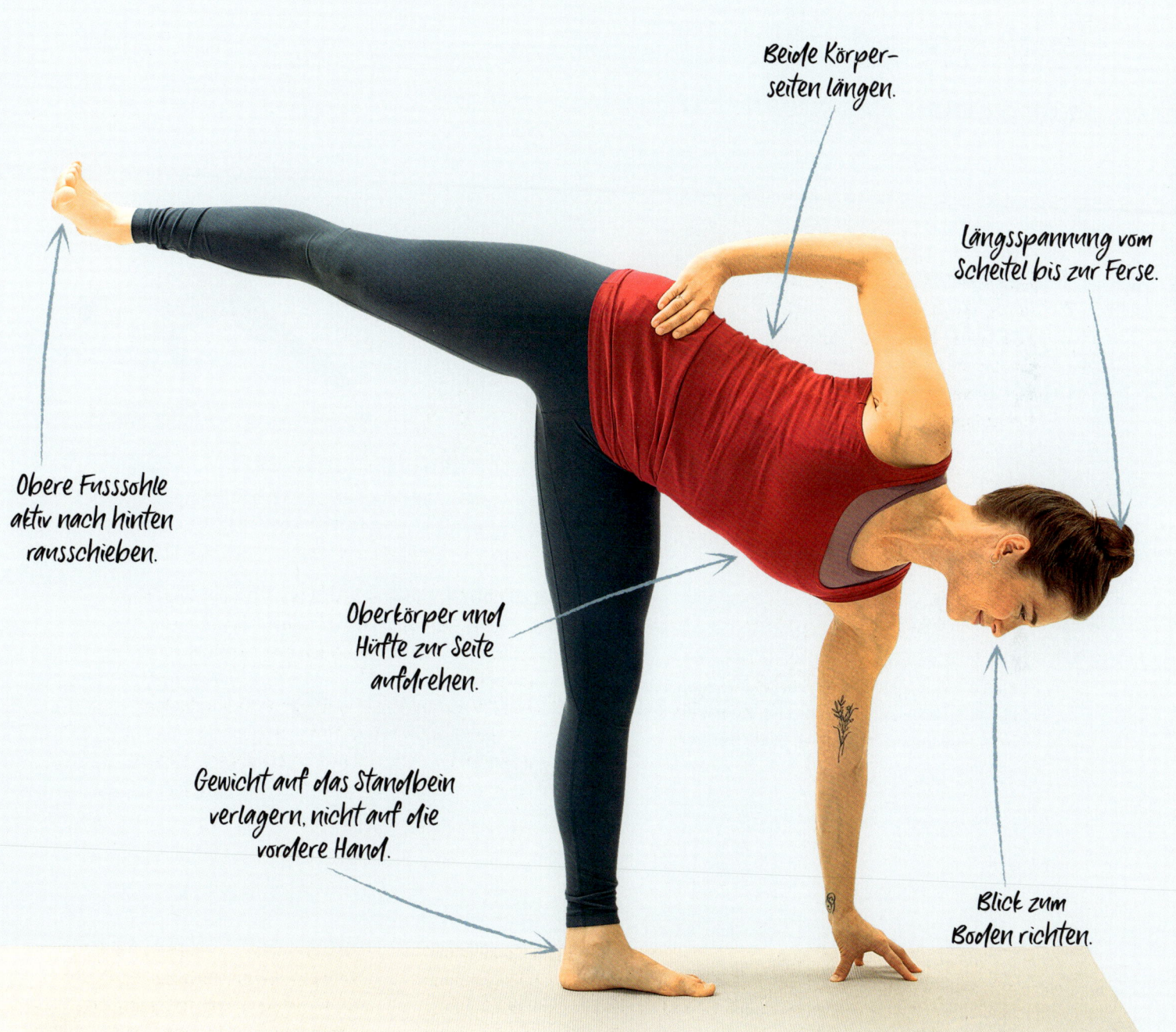

Hohe Planke
Santolasana

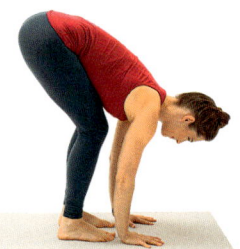

1 Stehende Vorbeuge: Knie etwas beugen und Hände flach am Boden ablegen. Finger gut auffächern, Mittelfinger mittig ausrichten, Daumenballen in den Boden schieben.

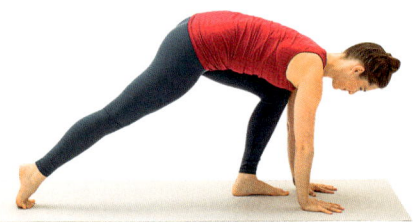

2 Mit rechts einen großen Schritt nach hinten machen, links folgt. Schultern über den Handgelenken ausrichten. Oberarme von innen nach außen rotieren, Mikrobeuge in den Ellenbogen.

3 Brustbein hoch zur Wirbelsäule ziehen. Schulterblätter nach außen weiten – keine »Engelsflügel« machen. Innenseiten der Oberschenkel Richtung Decke schieben, um Weite im Becken zu behalten. Kreuzbein Richtung Fersen verlängern, um den unteren Rücken zu stabilisieren.

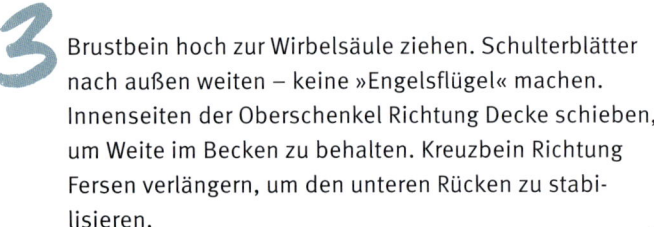

RAUSKOMMEN Ausatmend zurück in den herabschauenden Hund (Seite 100) schieben oder über das Brett (Seite 62) durch den Sonnengruß fließen.

TIPP Setze die Knie ab, wenn du die Planke anfangs noch nicht halten kannst oder Probleme mit den Handgelenken hast.

DAS BRINGT'S Kraft und Konzentration. Kräftigt die gesamte Rumpfmuskulatur, Bauch, Beine, Arme und Schultern. Stärkt Selbstvertrauen und Durchhaltevermögen.

Kopf, Schultern und Becken nicht durchhängen lassen – eine Linie bilden.

Schultern weg von den Ohren halten.

Längsachse des Körpers von den Fersen zum Scheitelpunkt aufspannen.

Schlüsselbeine zu den Seiten ausdehnen.

Gesamte Körpermitte aktivieren: Nabel zur Wirbelsäule ziehen.

Brustbein nach innen und oben ziehen – Schulterblätter streben auseinander.

Stützpositionen

Achtgliedrige Haltung
Ashtangasana

1 Aus der hohen Planke Knie am Boden aufsetzen, Zehen bleiben aufgestellt. Körpermitte aktiv und in einer diagonalen Linie halten – nicht im Becken durchhängen!

2 Schultern über den Handgelenken ausrichten. Ellenbogen beugen. Ausatmend langsam Oberkörper zum Boden gleiten lassen. Oberarme bleiben dicht am Oberkörper.

3 Becken so lange oben halten, bis der Brustkorb am Boden aufliegt.

4 Becken etwas tiefer absenken, aber in der Luft halten. Nacken nicht zu stark stauchen. Zehen bleiben aufgestellt.

RAUSKOMMEN Einatmend weiter in die Kobra (Seite 86) schlängeln. Alternativ in Bauchlage kommen und ausatmend zurück in den herabschauenden Hund (Seite 100) schieben.

TIPP Bei Nacken- und Rückenproblemen Brustkorb und Bauch gleichzeitig am Boden ablegen (Kobra, Seite 86) oder stattdessen eine Runde Katze (Seite 112), Kuh (Seite 114) im Wechsel üben.

DAS BRINGT'S Kraft, Ausdauer und Konzentration. Die gesamte Körpermitte, der Schulter- und Oberkörperbereich sowie die Armmuskulatur werden aktiviert und mobilisiert.

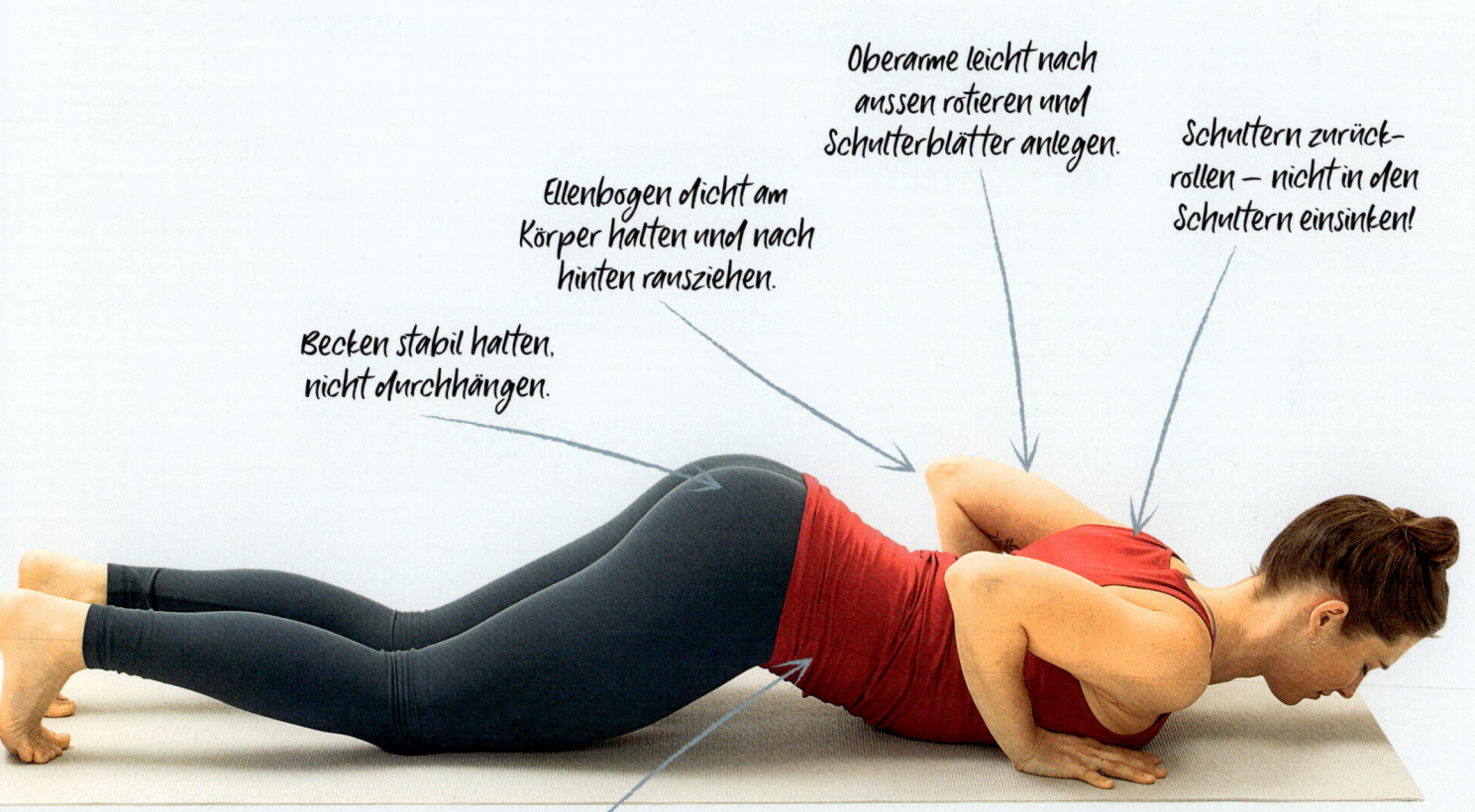

Brett
Chaturanga

1 Hohe Planke: Schultern über den Handgelenken ausrichten und die Oberarme leicht von innen nach außen rotieren, Unterarme leicht zueinanderziehen. Mikrobeuge in den Ellenbogen. Körpermitte stabilisieren (Nabelpunkt nach innen ziehen), Fersen zurückschieben und die ganze Längsachse der Wirbelsäule von den Fersen bis zum Scheitel aufspannen.

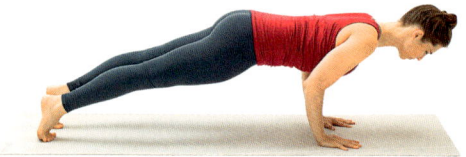

2 Brustbein nach innen ziehen, Schulterblätter nach außen weiten. Ausatmend die Ellenbogen beugen und den Oberkörper in einer Linie bis auf Höhe der Ellenbogen absenken.

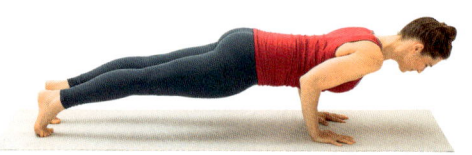

3 Unbedingt in einer Linie bleiben, wenn du dich absenkst – nicht im unteren Rücken einknicken oder den Po noch oben rausstrecken. Alternativ die Knie absetzen.

RAUSKOMMEN Einatmend nach vorn in den heraufschauenden Hund (Seite 88) aufrichten. Alternativ am Boden ablegen und weiter in die Kobra (Seite 86) aufrichten.

TIPP Diese Position braucht viel Kraft! Bitte nur üben, wenn du die achtgliedrige Haltung (Seite 60) bereits gut halten kannst. Po nicht nach oben rausschieben.

DAS BRINGT'S Power pur! Eine herausfordernde Übung, die Kraft und Mobilität aufbaut – vor allem in Rumpf und Oberkörper – und Ausdauer und Willenskraft stärkt.

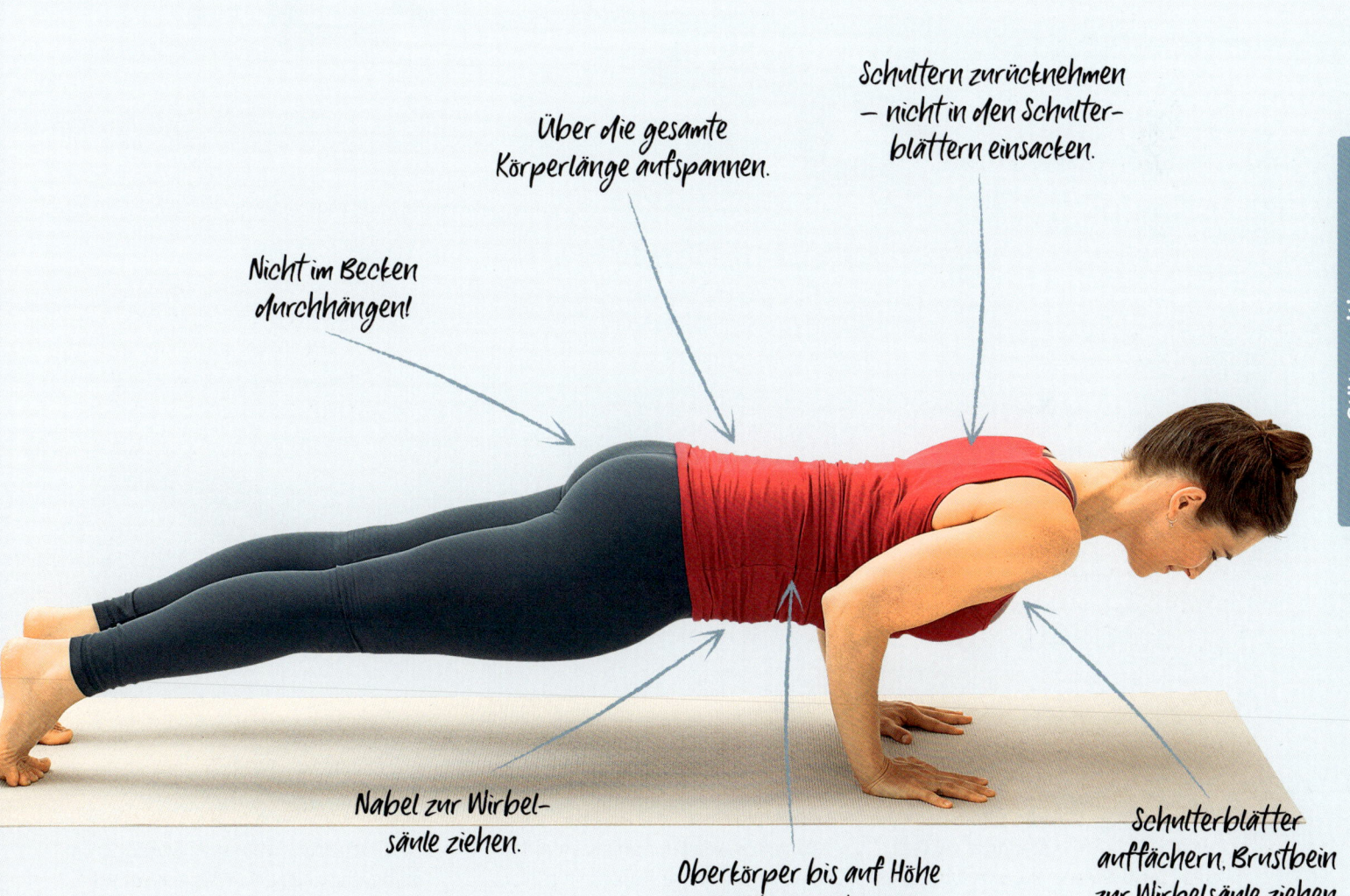

Seitstütz
Vasishthasana

1 Im Vierfüßlerstand rechtes Bein nach hinten ausstrecken, Zehen aufstellen. Rechten Fuß seitlich quer aufstellen. Linken Fußrücken ablegen.

2 Rechte Hand vom Boden lösen und an die Taille setzen. Einatmend Oberkörper nach rechts oben aufdrehen. Obere Schulter in einer Linie mit der unteren ausrichten.

3 Rechten Arm lang nach oben ausstrecken, Schlüsselbeine zu den Seiten weiten, Blick geradeaus, Nacken lang. Taille und Hüfte nach oben schieben, Flanken lang strecken.

Variante: Aus der hohen Planke einatmend zur rechten Seite kippen und den Oberkörper aufdrehen. Füße übereinanderstapeln. Untere Schulter von innen nach außen rotieren.

RAUSKOMMEN Ausatmend zurück in den Vierfüßlerstand, Seite wechseln. Aus der Variante zurück in die hohe Planke kommen und auf die andere Seite kippen.

TIPP Bei empfindlichen Handgelenken einfach den Unterarm aufsetzen. Dabei Ellenbogen in einer Linie mit der Schulter ausrichten, Handfläche in den Boden schieben.

DAS BRINGT'S Kraft, Ausdauer und Zentrierung. Stärkt intensiv die Körpermitte, Arme und Beine, öffnet gleichzeitig die Vorderseite des Oberkörpers und schult die Balance.

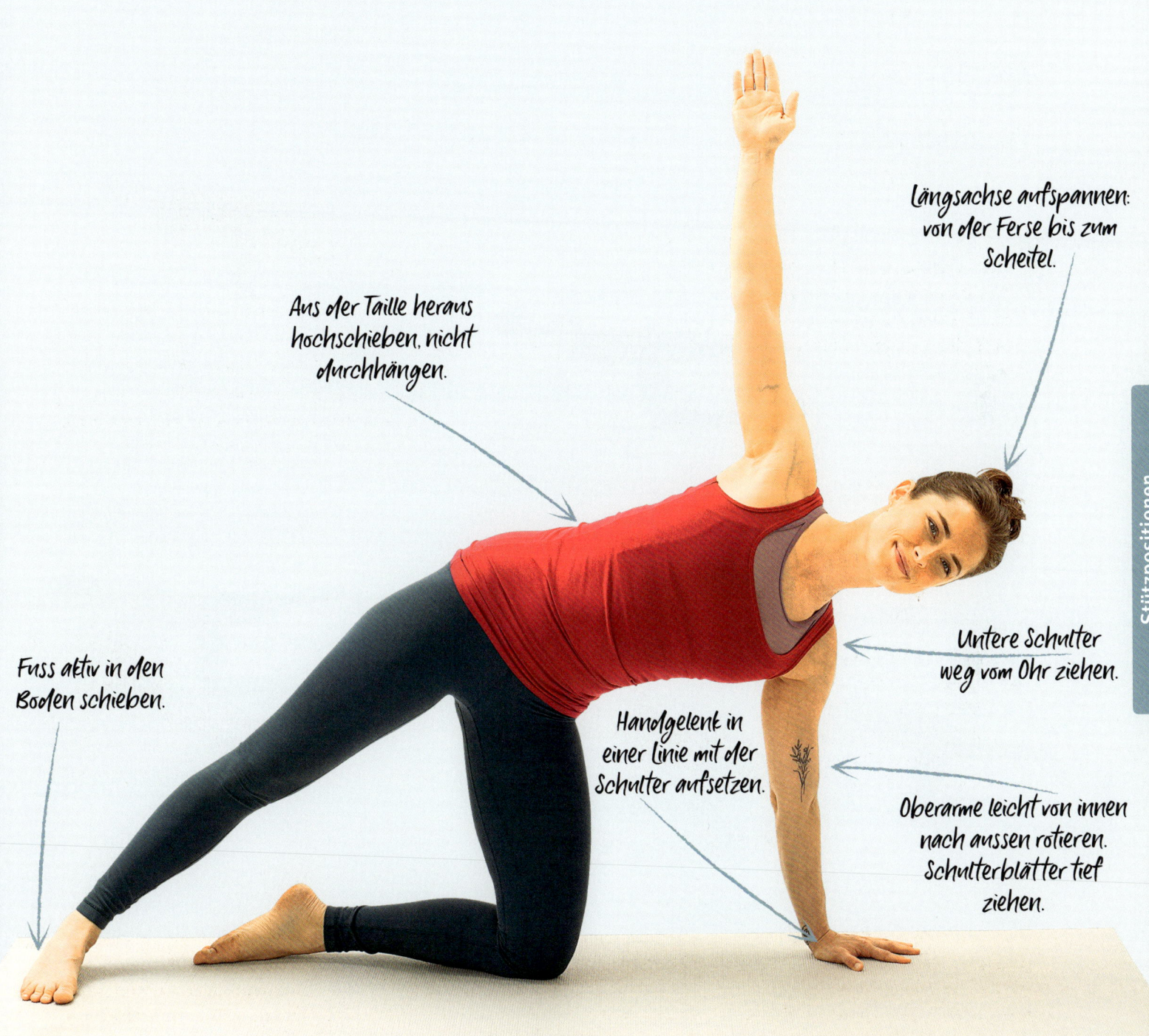

Tiger
Vyaghrasana

1 Im Vierfüßlerstand linkes Bein auf Höhe der Hüfte lang nach hinten ausstrecken. Zehen zeigen zum Boden. Rechten Fußrücken ablegen und aktiv in den Boden schieben.

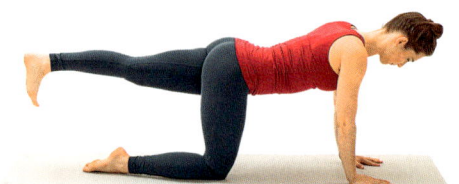

2 Rechten Arm lang nach vorn ausstrecken, Handfläche nach links öffnen. Ausgestreckten Arm im Schultergelenk zentrieren, Schultern zurückziehen. Becken auf einer Linie halten. Kopf in Verlängerung der Wirbelsäule ausrichten, Blick in Richtung Boden lenken.

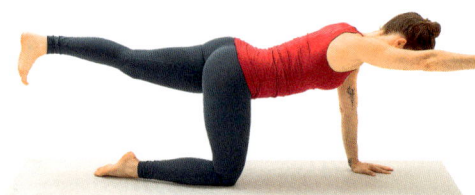

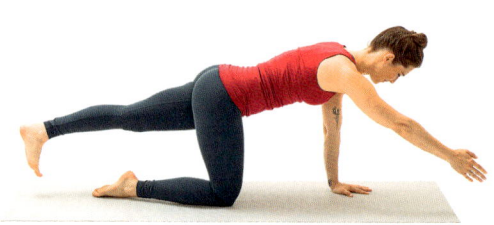

Variante: Ausgestreckte Arme und Beine mit kleinen kurzen Auf- und Abbewegungen heben und senken. So werden Bauch- und Rückenmuskulatur zusätzlich gekräftigt.

RAUSKOMMEN Ausatmend Hand und Knie am Boden absetzen. Eventuell für ein paar Atemzüge in die Haltung des Kindes (Seite 116) kommen. Seite wechseln.

TIPP Bei empfindlichen Knien eine Decke unterlegen. Alternativ die Zehen des hinteren Fußes aufsetzen, um das Knie zu entlasten. Unbedingt die Körpermitte stabilisieren.

DAS BRINGT'S Kraft und Konzentration. Aktiviert und stärkt die tiefe Rumpfmuskulatur und kräftigt so die gesamte Körpermitte. Erdet und stärkt das Gleichgewicht.

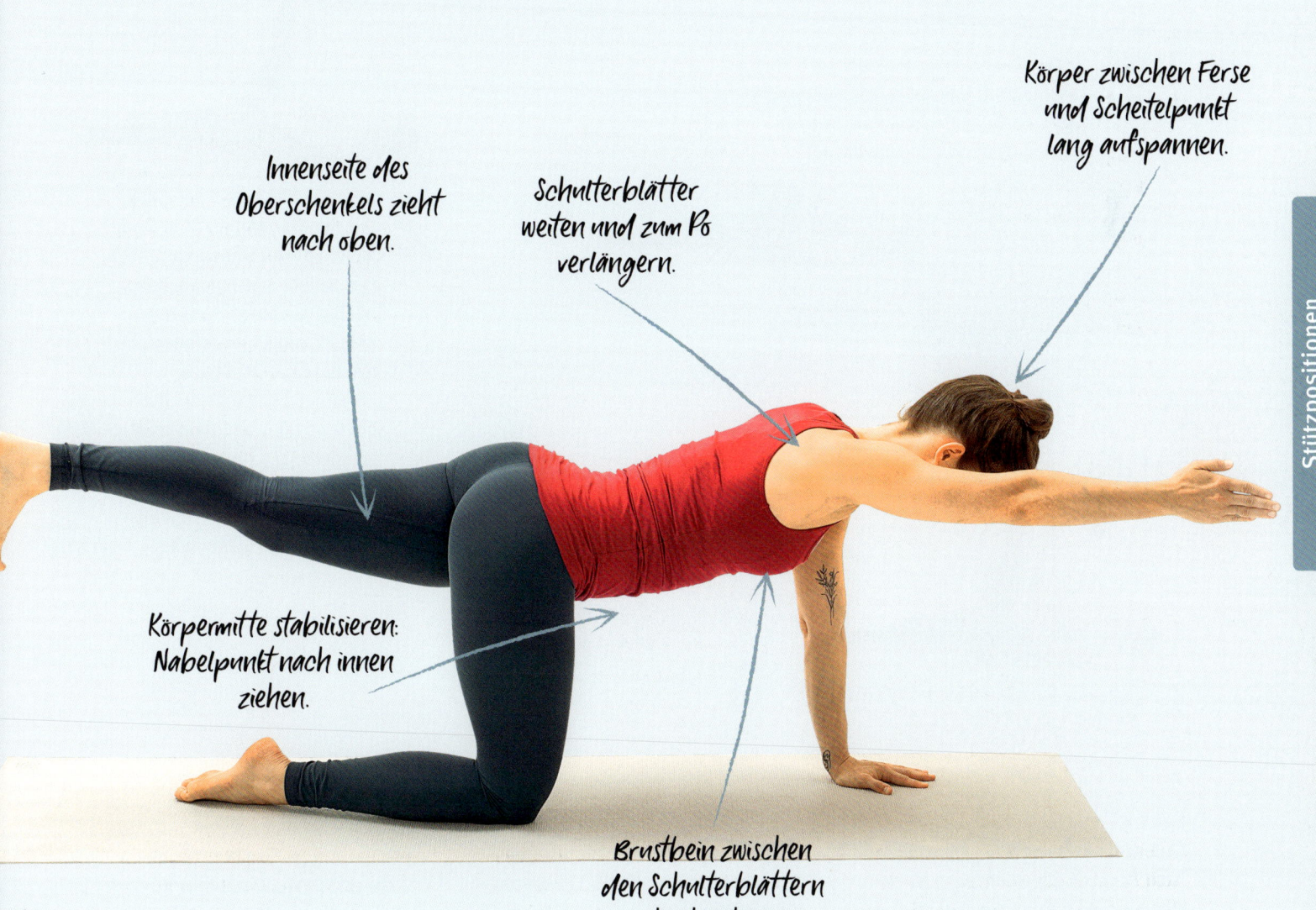

Hand-zum-Fuss-Position
Supta Padangustasana

1 Rückenlage, beide Beine ausstrecken. Unteren Rücken verlängern, Nacken lang machen. Einatmend das rechte, gebeugte Knie mit beiden Händen umfassen und zum Körper ziehen.

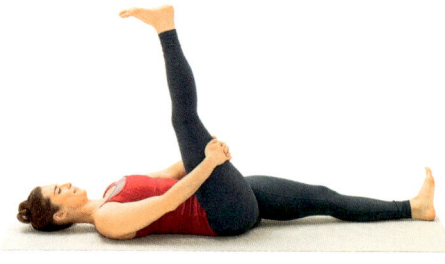

2 Mit den Händen rechten Oberschenkel von hinten umfassen. Ausatmend gebeugtes Bein nach oben ausstrecken. Fußsohle zur Decke schieben, Zehen zeigen zum Körper. Einatmend Fußsohle aktiv hochdrücken und Bein lang strecken, ausatmend Bein evtl. dichter zum Körper ziehen. Linkes Bein lang am Boden ausstrecken, Ferse anziehen.

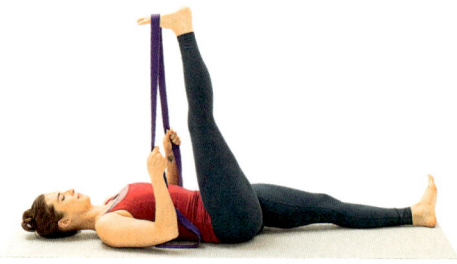

Variante: Gurt (oder Schal) um den Fußballen legen, jeweils ein Ende mit einer Hand greifen. Fuß nach oben zur Decke ausstrecken. Ellenbogen beugen. Schultern am Boden lassen.

RAUSKOMMEN Füße aufstellen, Knie umfassen und zum Körper ziehen. Sanft auf dem unteren Rücken hin- und herschaukeln. Zum Sitzen aufrichten.

TIPP Stelle den linken Fuß auf, wenn sich das für deinen unteren Rücken besser anfühlt. Entspanne Arme und Schultern genauso wie den Kiefer.

DAS BRINGT'S Regeneration und Entspannung. Die Beinrückseite wird gedehnt, der untere Rücken und die Pomuskulatur gelockert, was eine erholsame Wirkung hat.

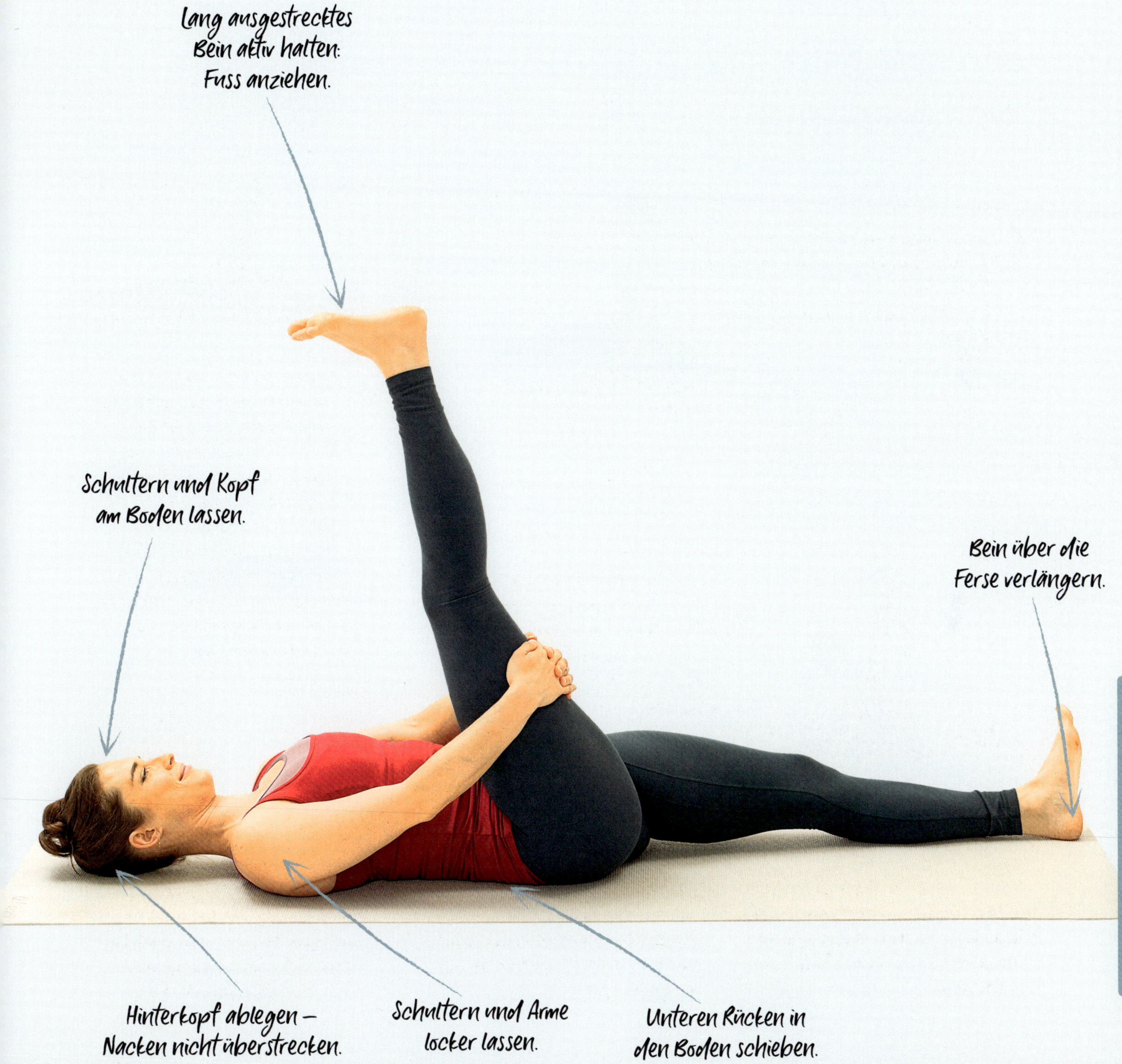

Lang ausgestrecktes Bein aktiv halten: Fuss anziehen.

Schultern und Kopf am Boden lassen.

Bein über die Ferse verlängern.

Hinterkopf ablegen – Nacken nicht überstrecken.

Schultern und Arme locker lassen.

Unteren Rücken in den Boden schieben.

Vorbeugen

Sitzende Vorbeuge
Paschimottanasana

1 Auf die Kante einer Decke setzen, Becken und Rücken gerade aufrichten, Schultern entspannen. Hände neben den Hüften aufsetzen, Beine lang ausstrecken, Knie minimal beugen.
Füße flexen: Fersen in den Boden schieben und zum Körper ziehen. Oberschenkel leicht nach innen rotieren, Kniescheiben mittig halten und Sitzknochen erden.

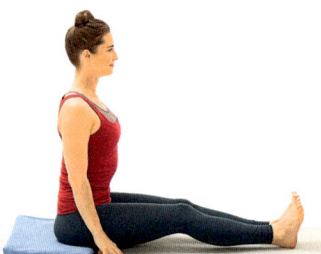

2 Einatmend Arme und Oberkörper lang nach oben strecken, ausatmend aus der Hüfte den Oberkörper nach vorn beugen. Brustbein strebt Richtung Schienbeine. Hände zum Boden.

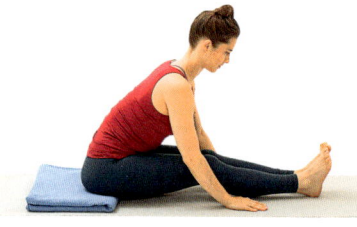

3 Ausatmend tiefer nach vorne sinken. Beine bleiben aktiv. Eventuell mit den Händen von außen die Füße greifen. Unteren Bauch nach oben innen ziehen, Schultern zurückrotieren.

RAUSKOMMEN Einatmend Arme nach vorn ausstrecken, Körpermitte aktivieren, Oberkörper gerade aufrichten. Ausatmend Hände über die Seiten neben die Hüften setzen.

TIPP Bei Problemen im unteren Rücken Knie gebeugt halten und achtsam mit langer Wirbelsäule minimal vorbeugen. Bei akuten Bandscheiben-Problemen auslassen.

DAS BRINGT'S Ausgeglichenheit und Erholung. Die gesamte Körperrückseite wird intensiv gedehnt. Perfekt, um runterzukommen und neue Kraft zu tanken.

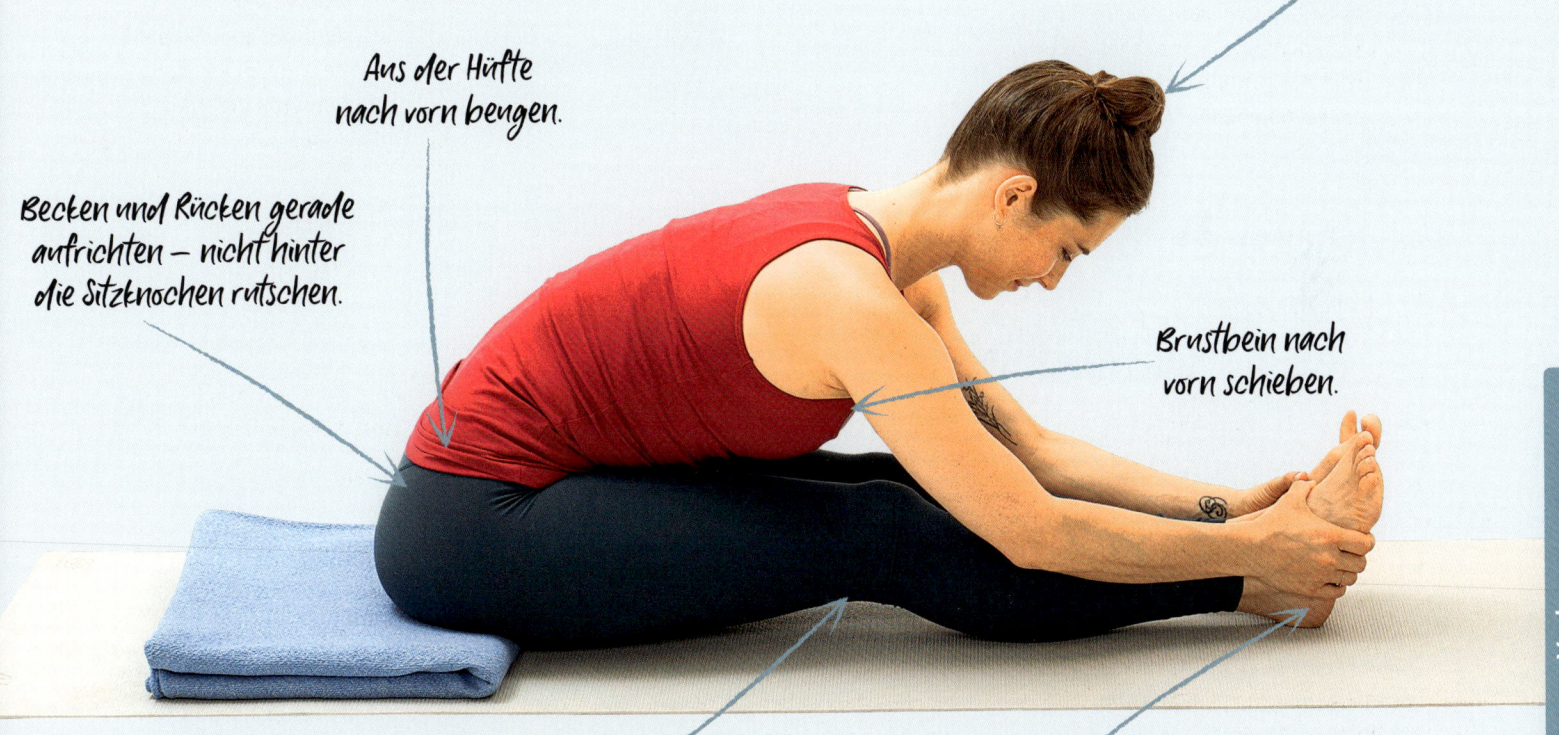

Kopf-zum-Knie-Position
Janu Sirsana

1 Aufrechter Sitz, evtl. auf die Kante einer Decke setzen. Beine ausstrecken. Hände neben den Hüften absetzen. Rechten Fuß an der Innenseite des linken Oberschenkels aufstellen. Rechtes Knie sinkt nach rechts zur Seite.

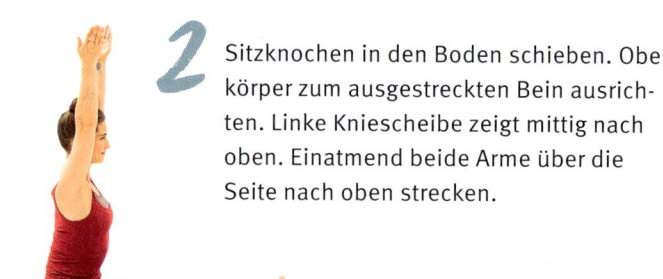

2 Sitzknochen in den Boden schieben. Oberkörper zum ausgestreckten Bein ausrichten. Linke Kniescheibe zeigt mittig nach oben. Einatmend beide Arme über die Seite nach oben strecken.

3 Ausatmend aus der Hüfte mit lang gestrecktem Oberkörper nach vorn beugen. Hände neben den Beinen ablegen.

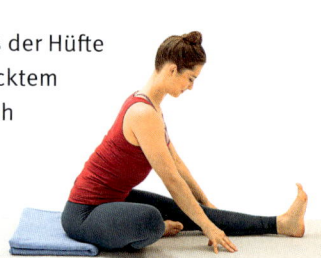

4 Brustbein und Scheitelpunkt nach vorn schieben. Eventuell Stirn auf dem Schienbein ablegen und die Füße greifen. Wer sehr flexibel ist, kann den Oberkörper wie in einem C-Bogen auf dem Oberschenkel ablegen.

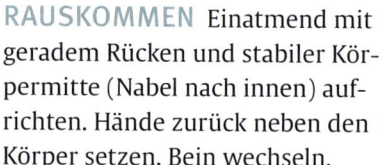

RAUSKOMMEN Einatmend mit geradem Rücken und stabiler Körpermitte (Nabel nach innen) aufrichten. Hände zurück neben den Körper setzen. Bein wechseln.

TIPP Schiebe den rechten Fuß tiefer, wenn der Winkel zu intensiv fürs Knie ist, oder setze einen Block unters Knie, wenn es sehr hoch steht.

DAS BRINGT'S Zentrierung, Stille und Entspannung. Die Körperrückseite und die Hüften werden gedehnt, der Nierenbereich wird angeregt, was Stress reduziert.

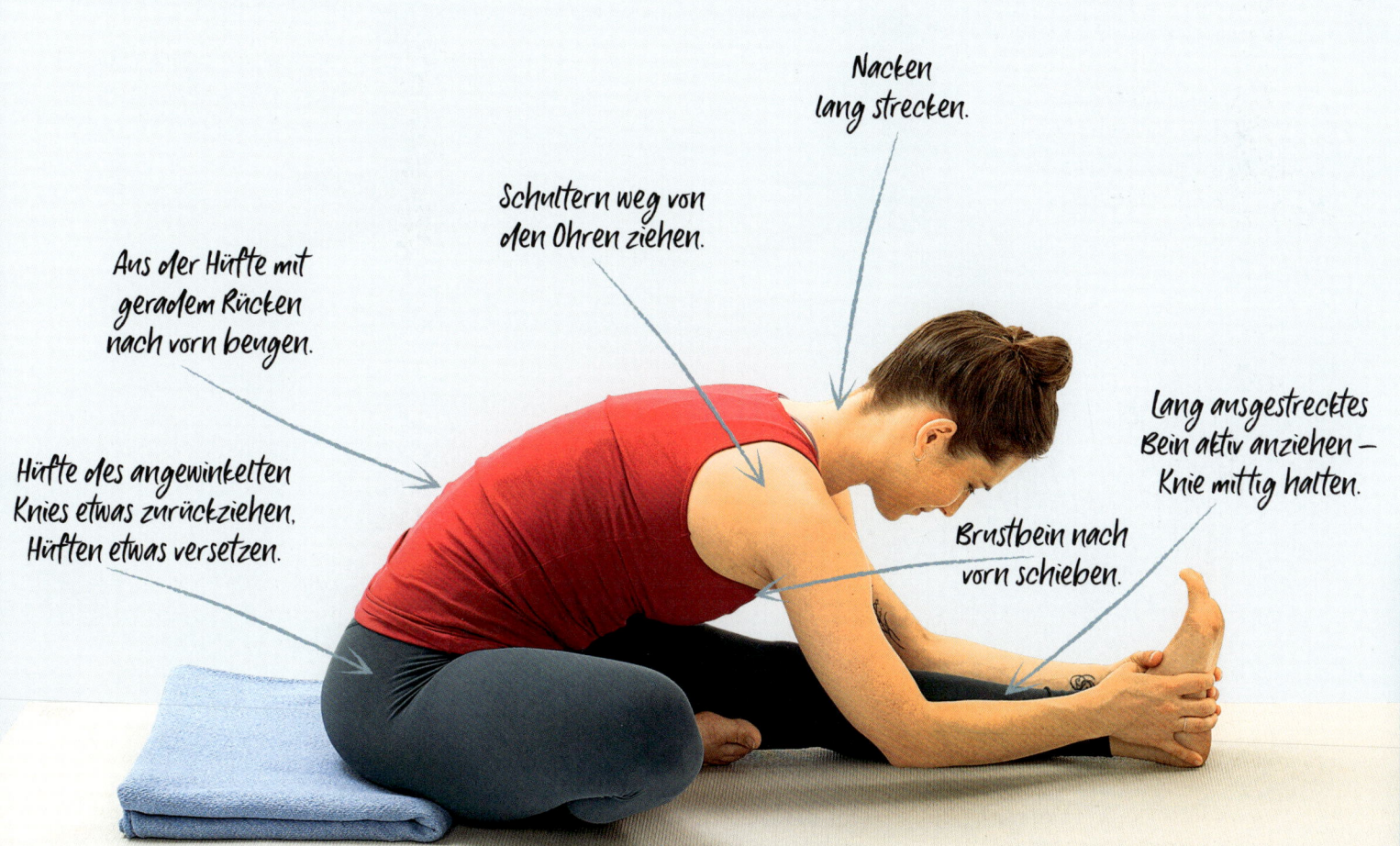

Sitzende weite Grätsche
Upavistha Konasana

1 Aufrechter Sitz. Beide Beine weit grätschen. Fingerspitzen hinter dem Po aufsetzen. Fersen in den Boden schieben. Füße anziehen. Sitzknochen weiten, Becken gerade aufrichten.

2 Einatmend Wirbelsäule strecken und Brustbein anheben. Hände vor dem Körper am Boden aufsetzen. Ausatmend langsam Oberkörper aus der Hüfte gerade nach vorn beugen.

3 Einatmend Wirbelsäule strecken. Ausatmend evtl. weiter vorbeugen, bis die Unterarme am Boden liegen oder sogar die Stirn. Dann die Arme lang nach vorn ausstrecken.

Variante: Linken Unterarm an die Innenseite der Wade legen, evtl. auf einen Block. Oberkörper zur linken Seite neigen. Rechten Arm über den Kopf nach links ausstrecken.

RAUSKOMMEN Einatmend den Oberkörper langsam aufrichten, dabei über die Sitzknochen erden. Finger hinter dem Körper aufsetzen und die Wirbelsäule strecken.

TIPP Rücken lang halten, nicht hinter die Sitzknochen rutschen und den unteren Rücken runden. Eventuell reicht es anfangs, die Finger hinter dir aufzusetzen und erst mal nur deinen Rücken gerade aufzurichten.

DAS BRINGT'S Erholung und Entspannung. Die Innen- und Rückseiten der Beine werden intensiv gedehnt, die Leisten geöffnet. Die Variante öffnet die Flanken.

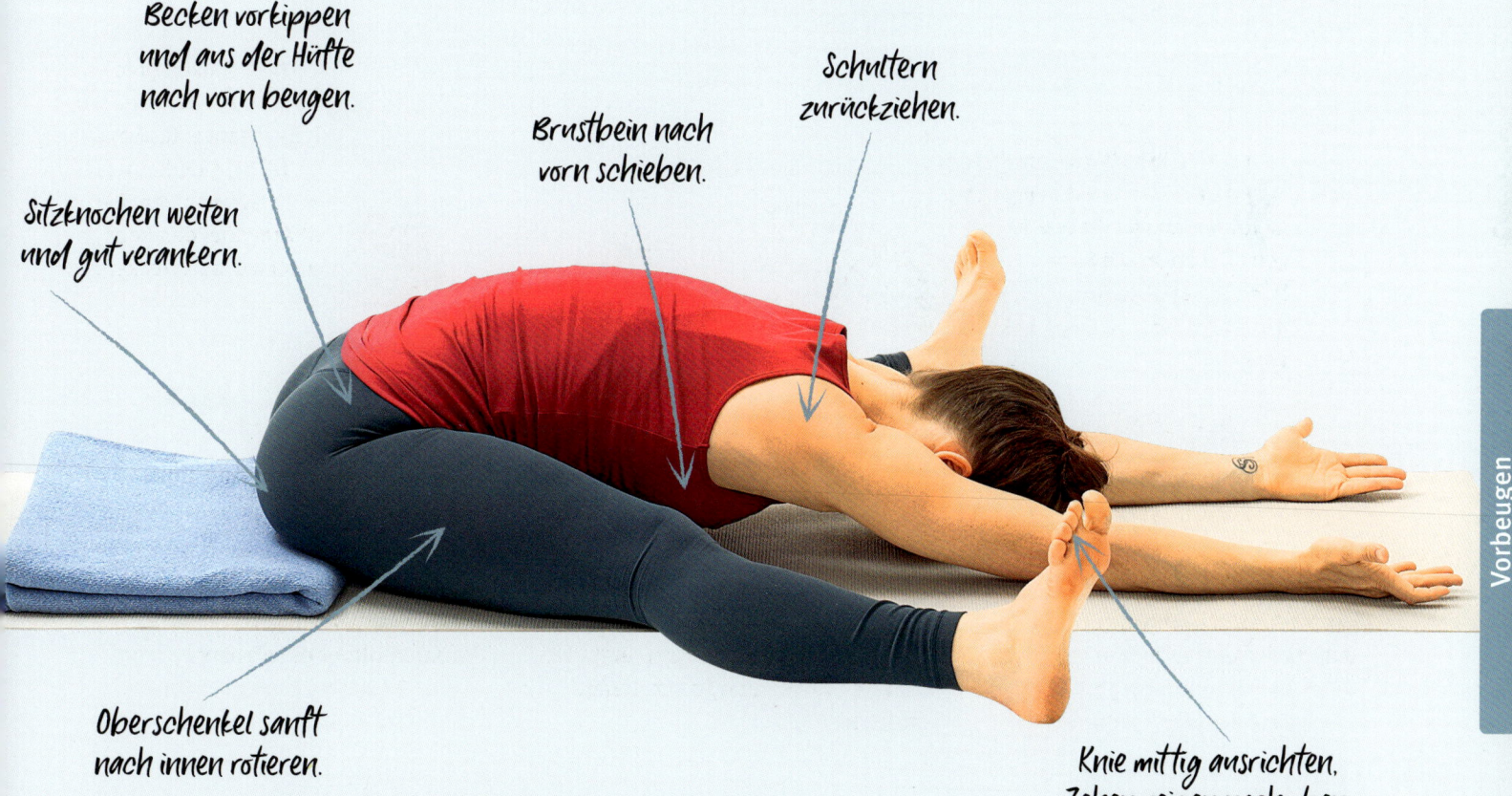

Gebundener Winkel
Baddha Konasana

1 Aufrechter Sitz. Fußsohlen aneinanderlegen und Knie nach außen fallen lassen. Füße oder Fußgelenke mit den Händen umfassen.
Fersen dichter an den Körper ziehen. Sitzknochen erden. Rücken aus dem Becken gerade aufrichten. Schulterblätter auseinander- und tief ziehen.

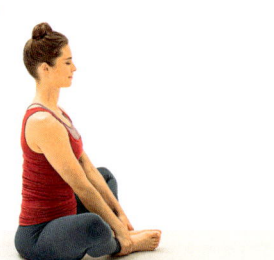

2 Einatmend Brustkorb heben, ausatmend Oberkörper aus dem Becken leicht vorbeugen. Ellenbogen seitlich rausschieben, evtl. Arme gegen die Beine drücken. Beuge dich nur vor, wenn die aufrechte Position angenehm zu halten ist.

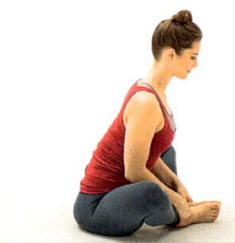

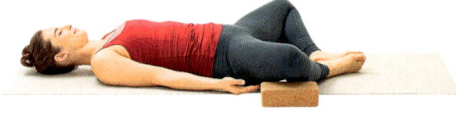

Variante: Rückenlage. Fußsohlen aneinanderlegen, Knie nach außen fallen lassen. Handflächen nach oben öffnen, Schultern entspannen. Eventuell Blöcke unter die Beine legen.

RAUSKOMMEN Einatmend mit gerader Wirbelsäule aufrichten. Beine ausstrecken. In der Variante Knie zusammenbringen und über die Seite zum Sitzen kommen.

TIPP Setz dich auf die Kante einer Decke oder schiebe die Füße weiter vor, wenn es dir schwerfällt, den unteren Rücken im Sitzen gerade aufzurichten.

DAS BRINGT'S Erholung für den unteren Rücken und die gesamte Beckenregion, die intensiv gedehnt werden – bester Helfer bei Unterleibsbeschwerden.

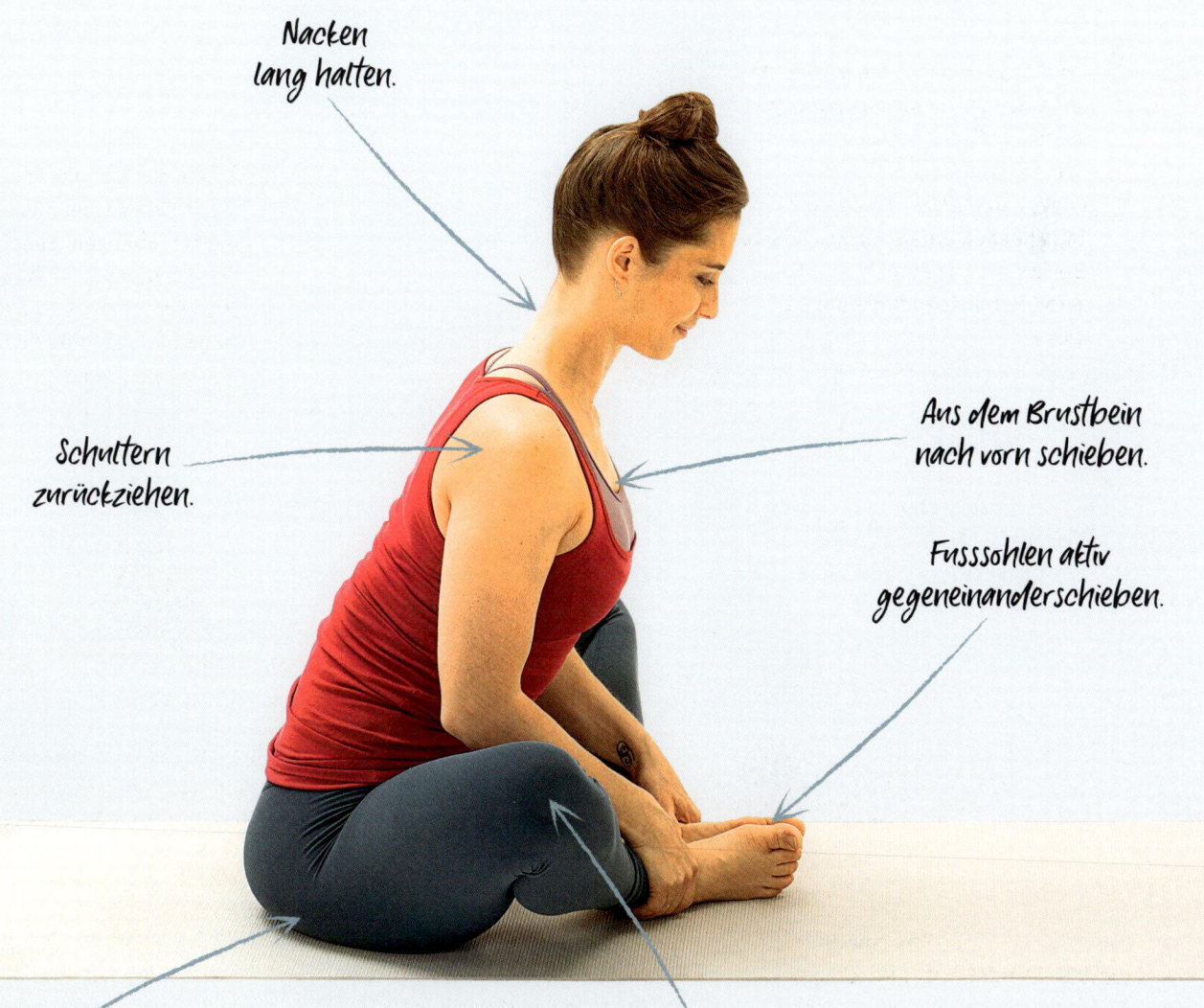

Tiefe Hocke
Malasana

1 Hüftweiter Stand: Knie beugen und zusammen mit den Füßen etwas nach außen drehen. Oberkörper gerade nach vorn beugen und Fingerspitzen am Boden aufsetzen.

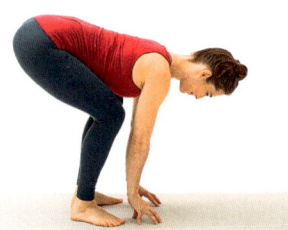

2 Knie etwas stärker beugen und langsam das Becken Richtung Boden absenken, Fersen in der Luft halten, Füße und Knie weiterhin leicht nach außen öffnen.

3 Fersen flach am Boden absetzen. Klappt das nicht, eine gefaltete Decke unterlegen, um die ganze Fußsohle zu erden.

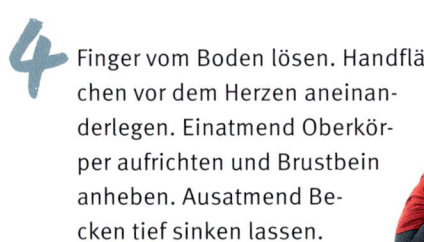

4 Finger vom Boden lösen. Handflächen vor dem Herzen aneinanderlegen. Einatmend Oberkörper aufrichten und Brustbein anheben. Ausatmend Becken tief sinken lassen.

RAUSKOMMEN Ausatmend beide Hände vor den Füßen aufsetzen, Po nach oben schieben, Beine strecken. Einatmend mit gerader Wirbelsäule in den Stand aufrichten.

TIPP Bei Problemen in Knien oder Fußgelenken setzt du dich am besten auf einen Block, um die Gelenke zu entlasten. Ist das zu intensiv, bitte die Position auslassen.

DAS BRINGT'S Weite und Länge. Der absolute Retter bei Rücken- und Unterleibsbeschwerden, da durch das Langstrecken der Wirbelsäule Verspannungen gelockert werden.

Scheitelpunkt strebt nach oben, Becken nach unten.

Herzraum öffnen und weiten.

Schulterblätter nach unten ziehen.

Aktiv über die Füsse im Boden verwurzeln.

Ellenbogen von innen gegen die Knie schieben und umgekehrt.

Hüftöffner

Liegende Taube
Eka Pada Rajakapotasana Variante

1 Im herabschauenden Hund (Seite 100) rechtes Bein heben. Ausatmend rechtes Knie zum rechten Handgelenk ziehen und den Unterschenkel schräg zur Mattenkante ablegen.

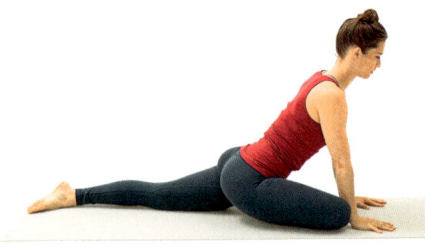

2 Linkes Bein lang strecken, Becken parallel halten. Eventuell eine Decke unter die rechte Gesäßhälfte legen, um das Becken zu stabilisieren. Fußrücken in den Boden drücken.

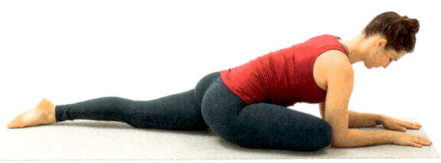

3 Hände vor dem Körper aufstellen. Mit den Fingern nach vorn laufen, Unterarme aufsetzen. Oberkörper lang ausstrecken, evtl. Stirn am Boden oder auf den Händen ablegen.

Variante »Nadelöhr«: Rückenlage. Rechtes Fußgelenk auf linkem Oberschenkel ablegen. Oberschenkel mit den Händen umfassen und zum Körper ziehen. Rechtes Knie sanft wegschieben.

RAUSKOMMEN Einatmend Hände aufsetzen und Oberkörper aufrichten. Vorderes Bein zurückschwingen und ausatmend in den herabschauenden Hund treten.

TIPP Dein vorderes Knie darf auf keinen Fall schmerzen. Bei akuten Knieproblemen bitte direkt auf die Variante »Nadelöhr« in Rückenlage ausweichen!

DAS BRINGT'S Der absolute Stresskiller. Die intensive Hüftdehnung wirkt beruhigend, ausgleichend und löst Anspannungen.

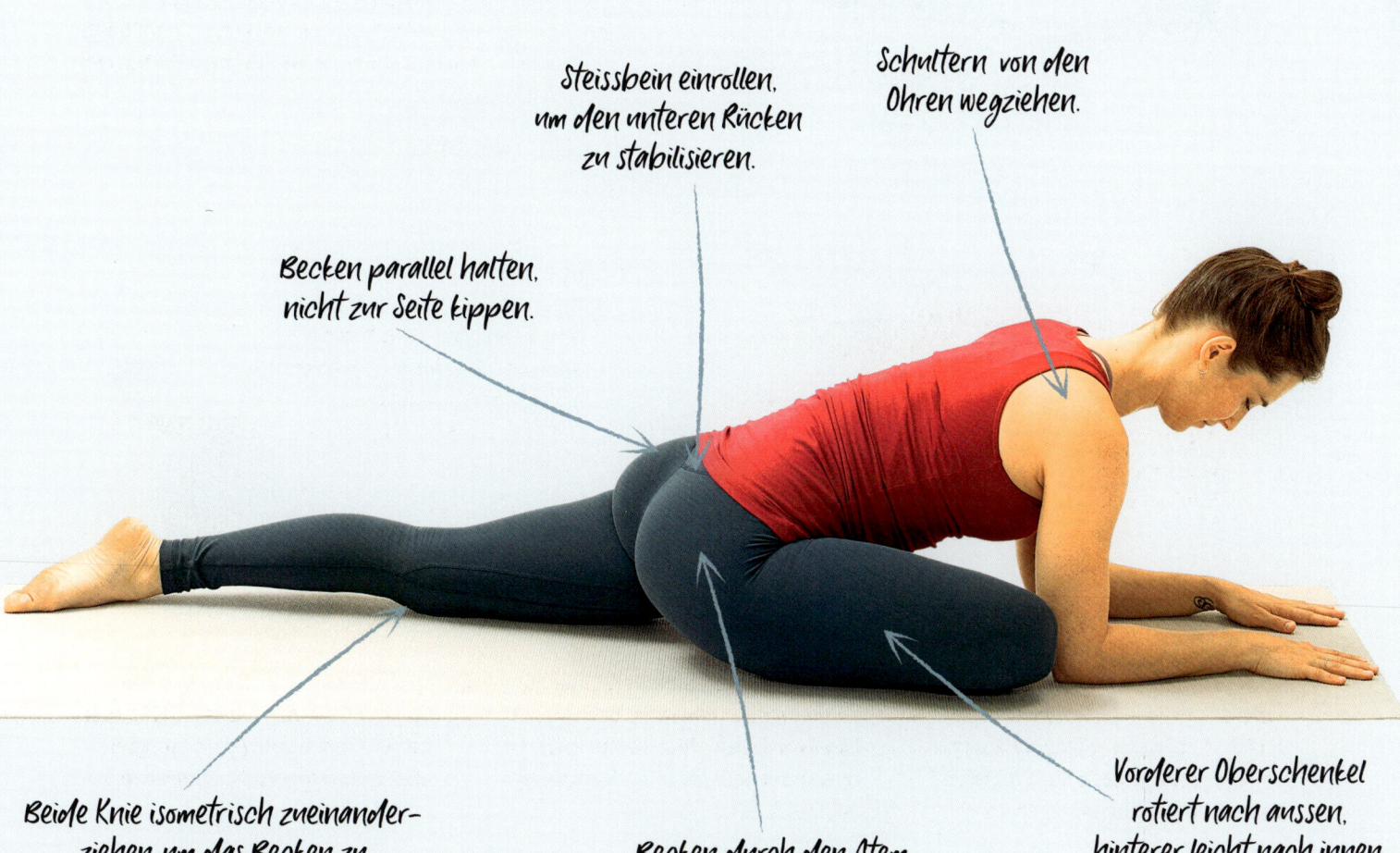

Doppelte Taube
Agnisthambasana Variante

1 Aufrechter Sitz, Beine ausstrecken. Eventuell auf die Kante einer gefalteten Decke setzen. Rechten Fuß aufstellen. Linkes Bein bleibt lang gestreckt, Knie leicht anheben.

2 Rechten Fuß unter dem linken Knie zur Seite rausschieben, bis Fuß und Fußgelenk neben dem linken Oberschenkel herausgucken – in einer Linie mit Knie und Unterschenkel.

3 Linke Ferse vor dem rechten Knie am Boden platzieren, sodass beide Unterschenkel voreinander liegen. Eventuell die Füße weiter nach außen schieben. Sitzknochen erden.

4 Fingerspitzen vor den Beinen aufsetzen. Ausatmend langsam mit den Fingern weiter nach vorne laufen. Oberkörper aus der Hüfte heraus lang nach vorne strecken.

RAUSKOMMEN Einatmend den Oberkörper wieder aufrichten. Hände neben den Hüften aufsetzen und Beine lang nach vorn ausstrecken. Seite wechseln.

TIPP Fällt dir die Position leicht, kannst du das obere Fußgelenk auf das Knie legen, um die Hüftdehnung zu intensivieren. Unterschenkel liegen übereinander.

DAS BRINGT'S Raum und Weite im Becken. Die intensive Dehnung der Pomuskulatur und der Hüften löst Spannungen im unteren Rücken und Beckenbereich.

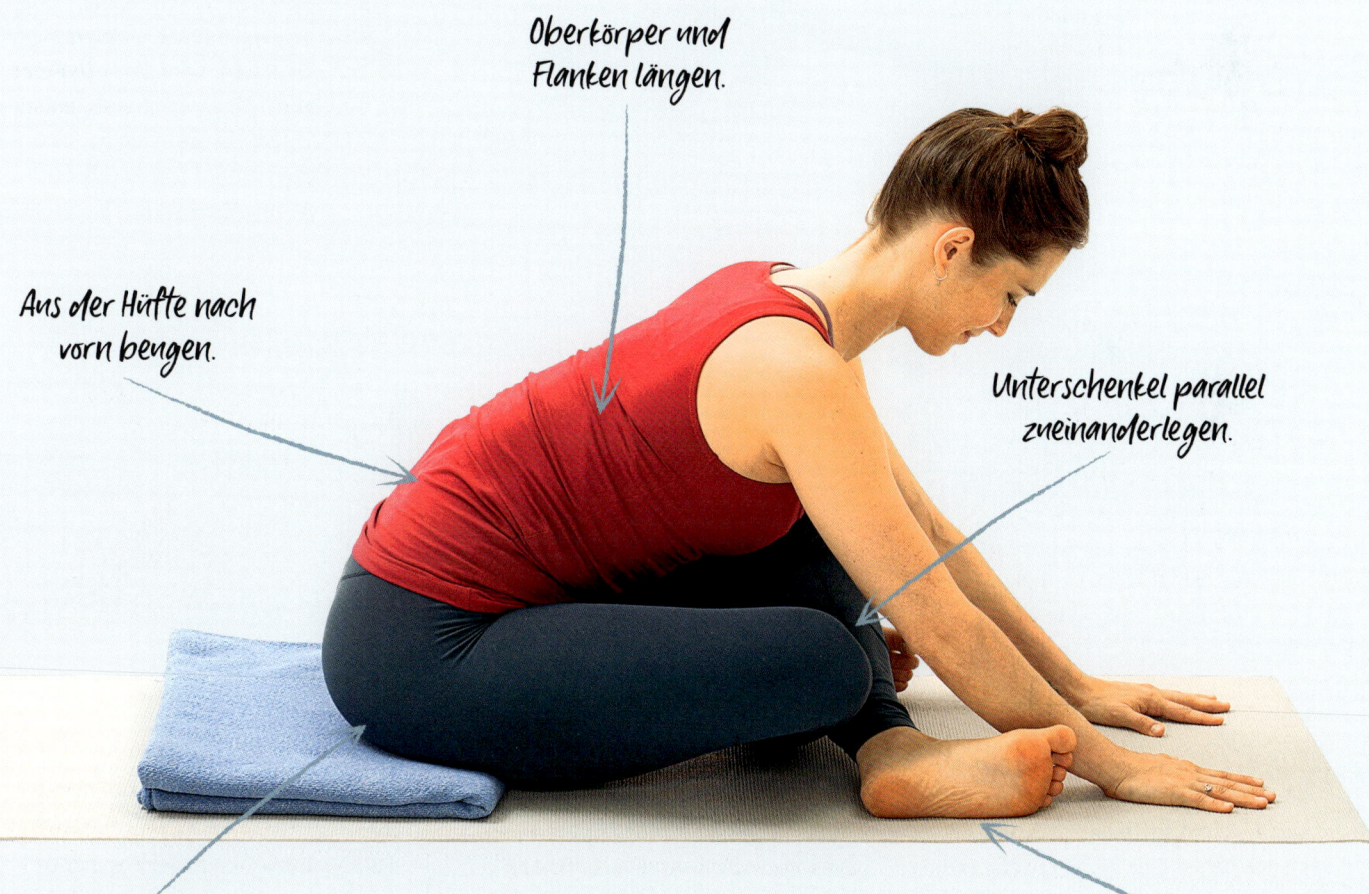

Hüftöffner

Oberkörper und Flanken längen.

Aus der Hüfte nach vorn bengen.

Unterschenkel parallel zueinanderlegen.

Sitzknochen am Boden halten.

Fusskanten und Beine in den Boden drücken.

Kuhgesicht
Gomukhasana

1 Vierfüßlerstand: Rechtes Knie mittig etwas vorziehen, Fuß und Unterschenkel Richtung linken Mattenrand ablegen. Linkes Knie direkt hinters rechte schieben, linker Fuß und Bein schieben nach rechts.

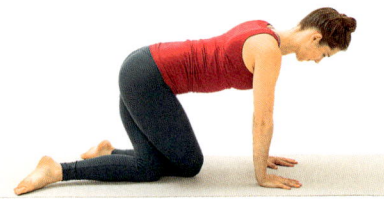

2 Beide Knie übereinanderstapeln. Gewicht nach hinten verlagern. Po zwischen den Fersen zu Boden sinken lassen. Oberkörper aufrichten. Hände auf den Knien ablegen.

3 Linken Arm nach oben ausstrecken, Ellenbogen beugen, Handfläche zwischen die Schulterblätter legen. Mit rechts den linken Ellenbogen greifen. Kopf gerade aufrichten.

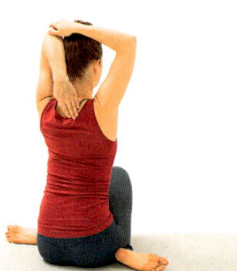

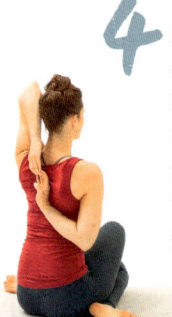

4 Rechten Arm zur Seite ausstrecken. Arm nach innen eindrehen, Ellenbogen anwinkeln. Unterarm und Handrücken am unteren Rücken ablegen. Finger ineinander verhaken. Alternativ: T-Shirt greifen.

RAUSKOMMEN Ausatmend zuerst die Armposition auflösen. Hände neben den Hüften aufsetzen und Beine lang nach vorn ausstrecken. Seite wechseln.

TIPP Setz dich auf eine Decke, wenn du nicht mit deinem Po zwischen die Fersen zum Boden kommst, oder streck das untere Bein lang aus.

DAS BRINGT'S Flexibilität und Geschmeidigkeit. Die intensive Hüft- und Schulterdehnung sorgt für Ausgeglichenheit, löst Verspannungen und erdet.

Ellenbogen voneinander wegziehen.

Kopf und Wirbelsäule gerade aufrichten.

Schultern zur Seite rausschieben.

Schulterblätter nach unten ziehen!

Nabelpunkt nach innen ziehen.

Gut über die Sitzknochen verwurzeln.

Hüftöffner

Kobra

Bhujangasana

1 In Bauchlage Beine lang ausstrecken, Fußrücken am Boden ablegen und aktiv in den Boden schieben. Oberschenkel leicht nach innen drehen. Beine hüftweit öffnen.
Stirn ablegen. Hände unterhalb der Schultern neben dem Brustkorb aufsetzen. Finger zeigen nach vorn, Ellenbogen nach hinten. Oberarme dicht neben dem Körper halten.

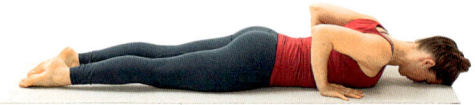

2 Nabelpunkt zur Wirbelsäule holen. Kreuzbein zu den Fersen verlängern, um den unteren Rücken zu strecken. Schultern tief, Schulterblätter zueinander und nach unten zum Becken ziehen.

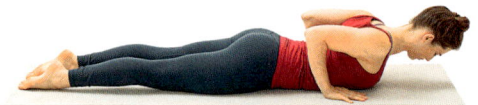

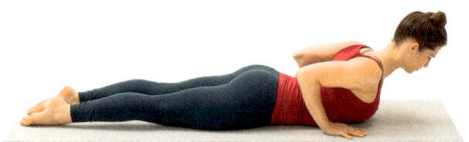

3 Einatmend aus der Brustwirbelsäule heraus den Oberkörper leicht aufrichten. Kopf in Verlängerung der Wirbelsäule halten. Blick schräg nach vorn richten, Nacken bleibt lang.

RAUSKOMMEN Ausatmend Oberkörper und Stirn am Boden ablegen. In Bauchlage ein paar Atemzüge entspannen. Hände übereinander unter der Stirn platzieren.

TIPP Aus der Kraft der Rückenmuskulatur und der Brustwirbelsäule aufrichten, nicht über die Arme! Kopf erst ganz zum Schluss mit dazunehmen.

DAS BRINGT'S Energie und Leichtigkeit. Die intensive Öffnung der Vorderseite wirkt vitalisierend. Beine und Rückenmuskulatur werden gekräftigt.

Schultern zurückrollen.
Nacken lang halten.

Ellenbogen dicht am
Körper halten und zu
den Fersen ziehen.

Aus dem Brustbein
nach vorn öffnen.

Fussrücken aktiv
in den Boden
schieben.

Schambein und
Beckenknochen in
den Boden drücken.

Nabelpunkt nach innen
und oben ziehen.

Rückbeugen

Heraufschauender Hund
Urdhva Mukha Shvanasana

1 In Bauchlage Hände neben dem Brustkorb aufsetzen. Schultern zurückrotieren und Kopf in Verlängerung der Wirbelsäule halten. Kreuzbein zu den Fersen verlängern.

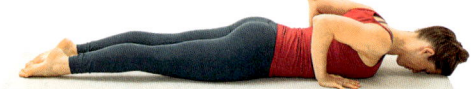

2 Einatmend Oberkörper aufrollen. Schultern und Schulterblätter zum Becken ziehen, Nabel zur Wirbelsäule und Schambein zum Nabel.

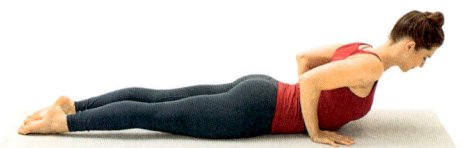

3 Becken und Knie dabei vom Boden lösen. Kopf erst ganz am Ende der Bewegung aufrichten. Nicht im unteren Rücken einknicken, sondern die ganze Wirbelsäule »beugen«. Oberschenkelinnenseiten nach oben schieben. Schultern über den Handgelenken ausrichten.

RAUSKOMMEN Ausatmend Kinn absenken, oberen Rücken runden, Bauchnabel nach innen ziehen, Knie beugen, Becken hoch zur Decke und in den herabschauenden Hund (Seite 100) schieben.

TIPP Bei Rücken- und Schulterproblemen bitte auf die Kobra (Seite 86) ausweichen. Besonders gut kannst du dich aus dem Brett (Seite 62) in den heraufschauenden Hund aufrichten.

DAS BRINGT'S Weite und Kraft. Der ganze Schulterbereich wird gekräftigt und mobilisiert. Die intensive Öffnung der Körpervorderseite sorgt für Energie und Leichtigkeit.

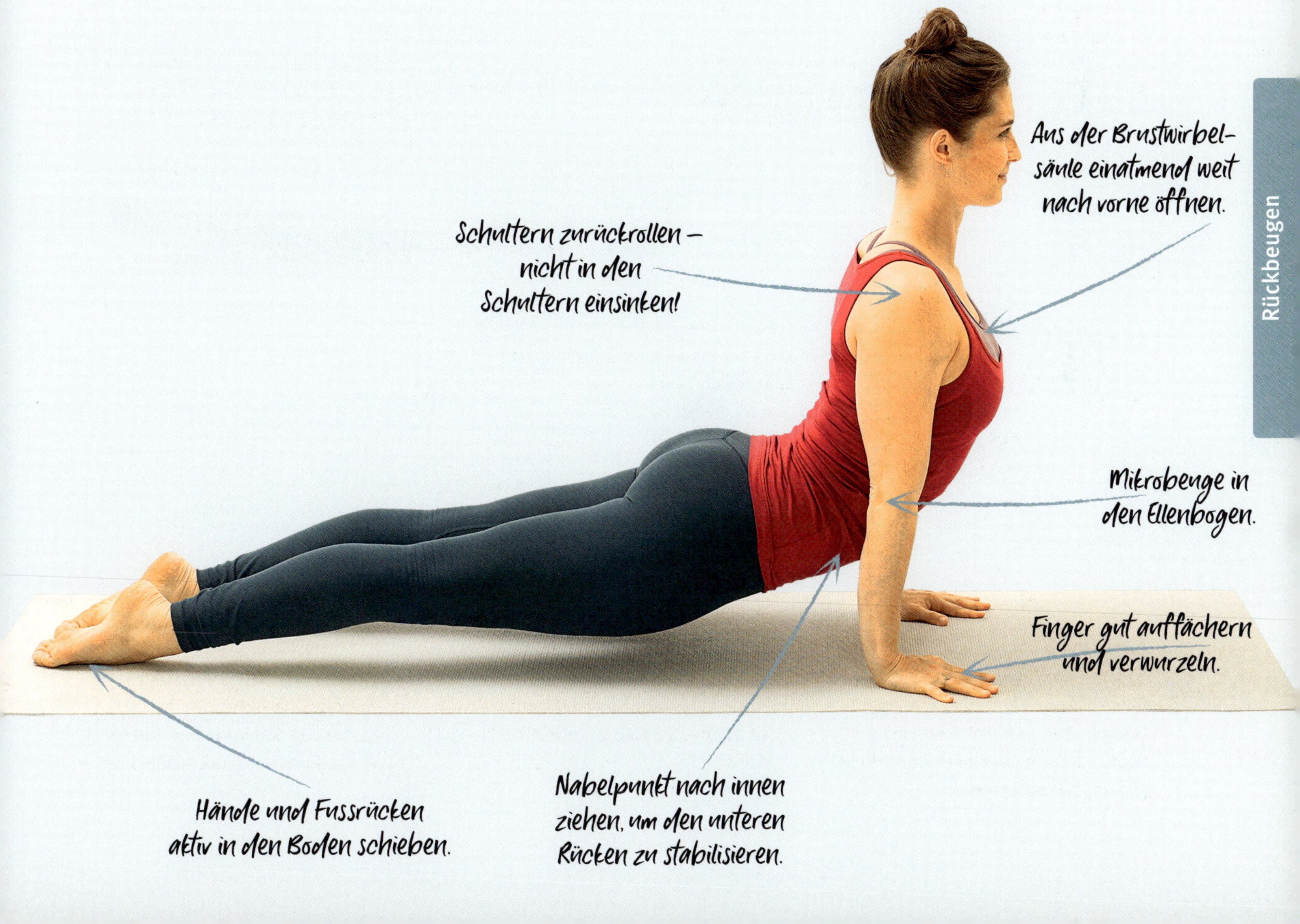

Aus der Brustwirbelsäule einatmend weit nach vorne öffnen.

Schultern zurückrollen – nicht in den Schultern einsinken!

Mikrobeuge in den Ellenbogen.

Finger gut auffächern und verwurzeln.

Hände und Fussrücken aktiv in den Boden schieben.

Nabelpunkt nach innen ziehen, um den unteren Rücken zu stabilisieren.

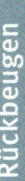

Rückbeugen

Heuschrecke
Shalambasana

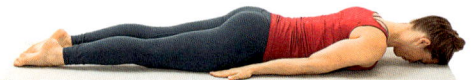

1 In Bauchlage Beine hüftweit ausstrecken, Fußrücken sind am Boden. Stirn ablegen und beide Arme entlang des Körper nach hinten lang ausstrecken, Handflächen liegen am Boden. Bewusst Schultern zurückrotieren, um den Nackenbereich zu öffnen.

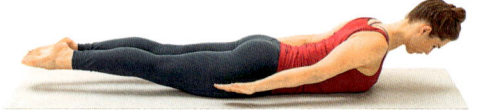

2 Nabel nach innen und oben ziehen. Einatmend Beine vom Boden lösen und über die Zehen lang strecken. Gleichzeitig Oberkörper anheben und Hände vom Boden lösen.

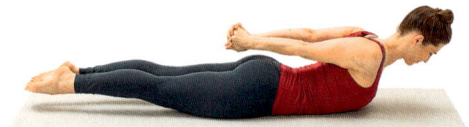

Variante: Finger hinter dem Rücken verschränken, Ellenbogen sanft beugen. Hände leicht anheben und Richtung Fersen ziehen, um die Öffnung im Brustkorb zu intensivieren.

RAUSKOMMEN Ausatmend Oberkörper und Beine am Boden ablegen und ein paar Atemzüge in Bauchlage entspannen. Einatmend zurück in den herabschauenden Hund (Seite 100) schieben.

TIPP Pobacken nicht zu stark anspannen, sondern versuchen, die Sitzknochen weit zu denken und die Oberschenkelinnenseite hochzuschieben.

DAS BRINGT'S Energie pur! Die Streckung der Vorderseite aktiviert das gesamte System. Die Wirbelsäule wird mobilisiert und die tiefe Rumpfmuskulatur gekräftigt.

Über die Zehen und die Kopfkrone lang strecken.

Schultern zurücknehmen.

Kreuzbein zu den Fersen verlängern.

Blick schräg nach vorn zum Boden.

Innenseiten der Oberschenkel streben nach oben.

Becken und Schambein in den Boden schieben.

Nabelpunkt nach innen holen.

Rückbeugen

Bogen
Dhanurasana

1 In Bauchlage Stirn auf den Händen ablegen, Beine lang nach hinten ausstrecken. Nabel nach innen und oben ziehen. Kreuzbein zu den Fersen verlängern.

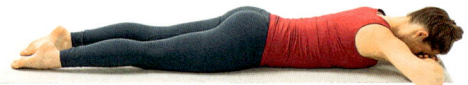

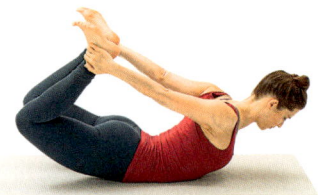

2 Knie anwinkeln und mit den Händen von außen die Fußgelenke umfassen. Füße flexen. Einatmend Füße hoch in die Hände schieben, Brustkorb anheben.

3 Nabel aktiv nach innen und oben ziehen, um die Mitte und den unteren Rücken zu stabilisieren. Die gesamte Wirbelsäule beugen – als würdest du einen Bogen aufspannen.

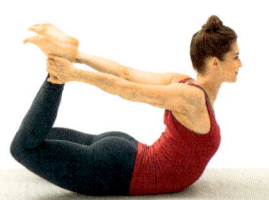

Variante: Fußgelenke von innen greifen, um den Schulter- und Brustbereich mehr zu öffnen. Bitte nur probieren, wenn dir die erste Variante leichtfällt.

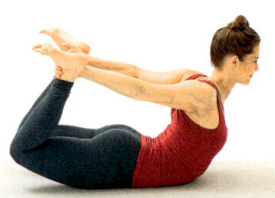

RAUSKOMMEN Ausatmend achtsam zurück zum Boden sinken. Hände lösen und übereinanderlegen. Stirn darauf ablegen. Mit dem Becken hin- und herschaukeln.

TIPP Kannst du deine Fußgelenke nicht greifen, lege einen Gurt (oder Schal) um die Fußgelenke und umfasse die Enden. Alternativ die Kobra (Seite 86) üben.

DAS BRINGT'S Freiheit und Weite. Die Vorderseite des Körpers wird intensiv gedehnt, der Schulterbereich mobilisiert, was Energie bringt und entspannt.

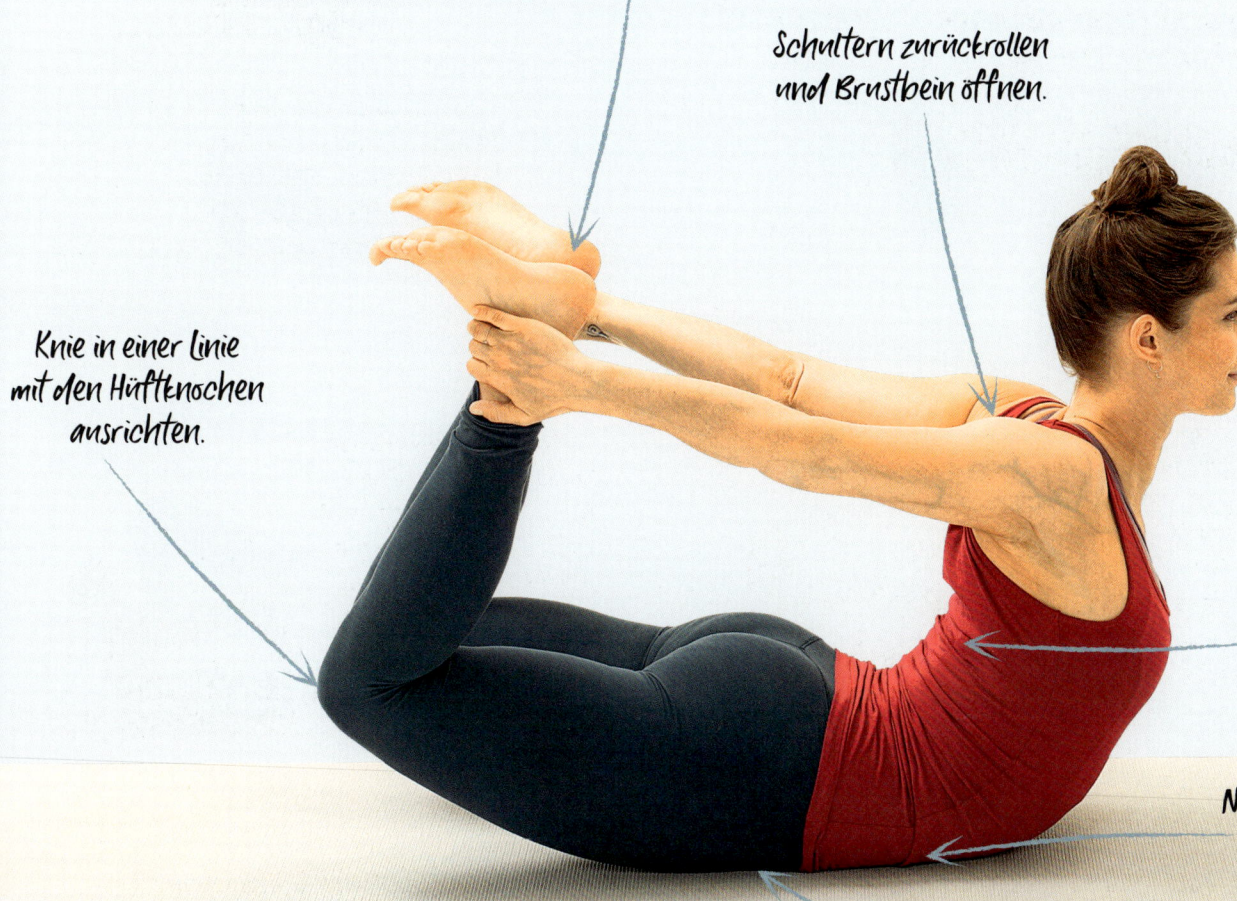

Fersen nach oben schieben und Fussrücken in die Hände drücken.

Schultern zurückrollen und Brustbein öffnen.

Knie in einer Linie mit den Hüftknochen ausrichten.

Gesamte Wirbelsäule bengen – nicht im unteren Rücken einknicken.

Nabelpunkt nach innen ziehen.

Schambein und Becken in den Boden schieben.

Rückbeugen

Schulterbrücke
Setu Bandha Sarvangasana

1 In Rückenlage Füße dicht am Po aufstellen. Fußkanten sind parallel, Knie über den Fußgelenken. Füße aktiv in den Boden schieben. Arme neben dem Körper ausstrecken.

2 Einatmend unteren Bauch zur Wirbelsäule ziehen, um den unteren Rücken zu verlängern. Ausatmend Becken Wirbel für Wirbel hochrollen.

3 Hände unterm Kreuzbein ineinander verschränken. Schulterblätter zueinander und zum Brustbein ziehen, um die Öffnung im Herzraum zu intensivieren.

Variante: Becken heben. Yogablock hochkant oder quer unter dem Kreuzbein platzieren und das Gewicht des Beckens darauf absetzen. Arme neben dem Körper ausstrecken.

RAUSKOMMEN Ausatmend Griff der Hände lösen, Fersen anheben und langsam Becken zum Boden abrollen. Füße mattenweit aufstellen, Knie fallen zueinander.

TIPP Knie parallel halten, nicht nach außen oder innen wegkippen lassen. Stelle dir vor, dass du einen Block zwischen den Oberschenkeln festhältst, oder übe direkt mit Block.

DAS BRINGT'S Energie und Beweglichkeit – vor allem für die Wirbelsäule. Die Vorderseite des Körpers und der Schulterbereich werden geöffnet.

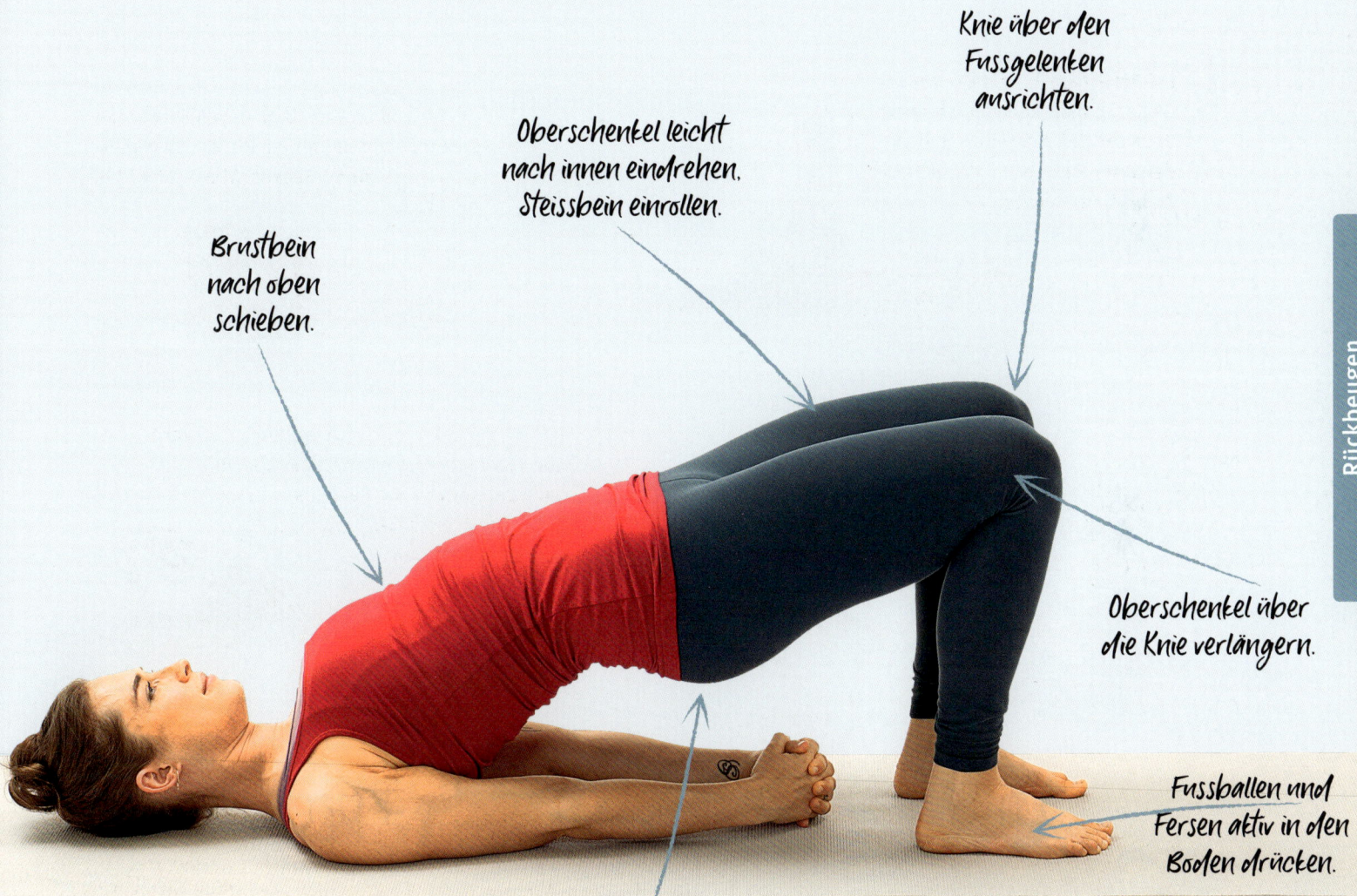

Drehsitz
Ardha Matsyendrasana

1 Aufrechter Sitz mit lang ausgestreckten Beinen. Rechten Fuß an der Außenseite des linken Oberschenkels aufstellen und aktiv in den Boden drücken. Mit den Händen das rechte Schienbein umgreifen. Kopf aufrecht halten, nicht abknicken.

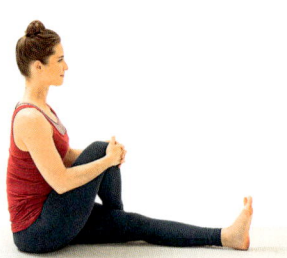

2 Rechte Hand oder Fingerspitzen hinter dem Po aufsetzen. Linke Hand umfasst das rechte Knie. Schultern tief. Einatmend Wirbelsäule strecken, ausatmend mit dem Oberkörper nach rechts rotieren. In die Länge der Wirbelsäule einatmen, ausatmend die Drehung sanft intensivieren.

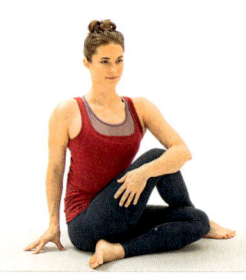

Variante: Sitz wie in 1. Linkes Knie beugen, Ferse vor die rechte Gesäßhälfte legen. Gewicht auf beiden Sitzknochen verteilen. Oberkörper aufrichten, Knie umfassen und drehen.

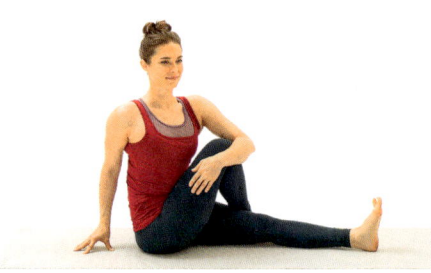

RAUSKOMMEN Einatmend zurück zur Mitte kommen. Oberkörper in die Gegenrichtung nach links rotieren. Zurück zur Mitte kommen, Beine ausstrecken. Seite wechseln.

TIPP Die Drehung kommt vor allem aus der Brustwirbelsäule. Eventuell auf eine gefaltete Decke setzen, um das Becken stabil aufzurichten.

DAS BRINGT'S Flexibilität und Vitalität. Die Verdauungsorgane werden massiert, Wirbelsäule und Schultern mobilisiert, was Verspannungen löst und Weite schafft.

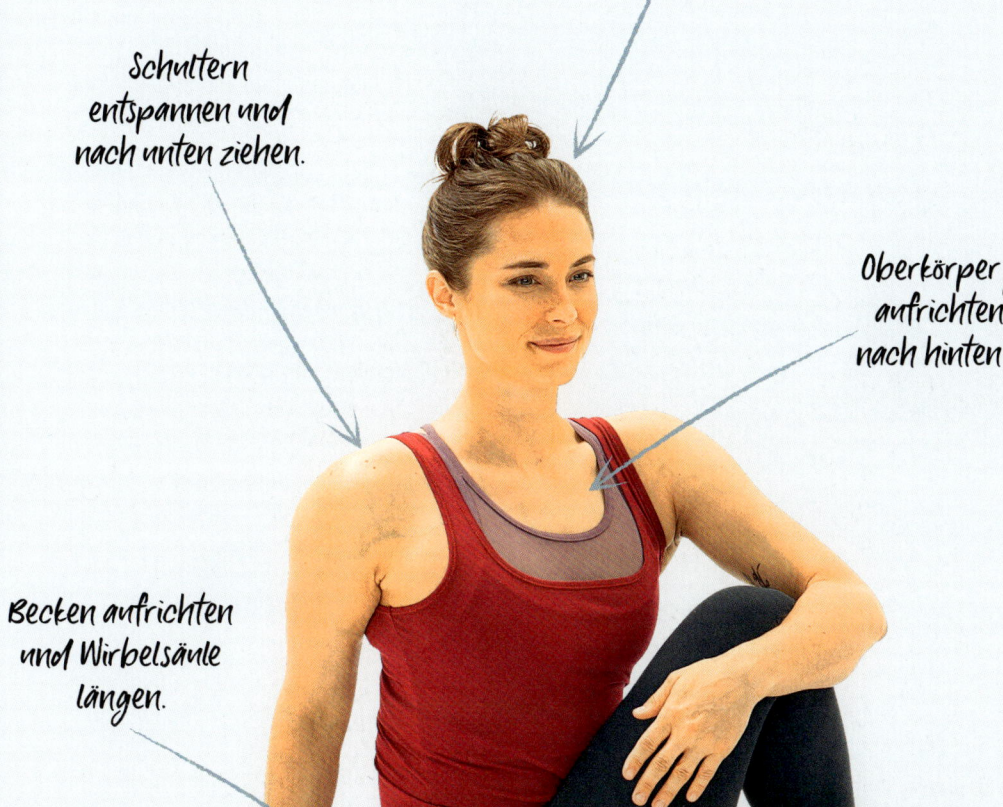

Drehungen/Twists

Krokodil
Makarasana

1 Rückenlage: Füße hüftweit aufstellen, Knie über Fußgelenken ausrichten. Arme auf Schulterhöhe seitlich ausstrecken. Handflächen nach oben aufdrehen. Schultern sind am Boden.

2 Einatmend Becken heben und ein Stück nach rechts verschieben. Ausatmend Becken wieder ablegen. Knie im rechten Winkel nach links absenken. Kopf nach rechts drehen. Ausatmend obere Hüfte in Richtung Fersen schieben, um die Flanken mehr zu strecken.

Variante: Linken Fuß aufstellen. Mit rechts das linke Knie greifen und über das rechte ausgestreckte Bein zur Seite ziehen. Linken Arm diagonal nach oben strecken. Seite wechseln.

RAUSKOMMEN Einatmend mit den Knien zurück zur Mitte kommen, Beine ausstrecken. Arme bleiben auf Schulterhöhe. Einige Atemzüge nachspüren. Seite wechseln.

TIPP Bei Bandscheibenproblemen diese Asana auslassen. Lösen sich die Schultern vom Boden, Knie tiefer schieben. Eventuell Arme tiefer ziehen oder die Ellenbogen beugen.

DAS BRINGT'S Geschmeidigkeit. Super, um den Körper zu entlasten: Schulter- und Rückenmuskulatur werden geöffnet. Die Mobilisation der Wirbelsäule löst Verspannungen.

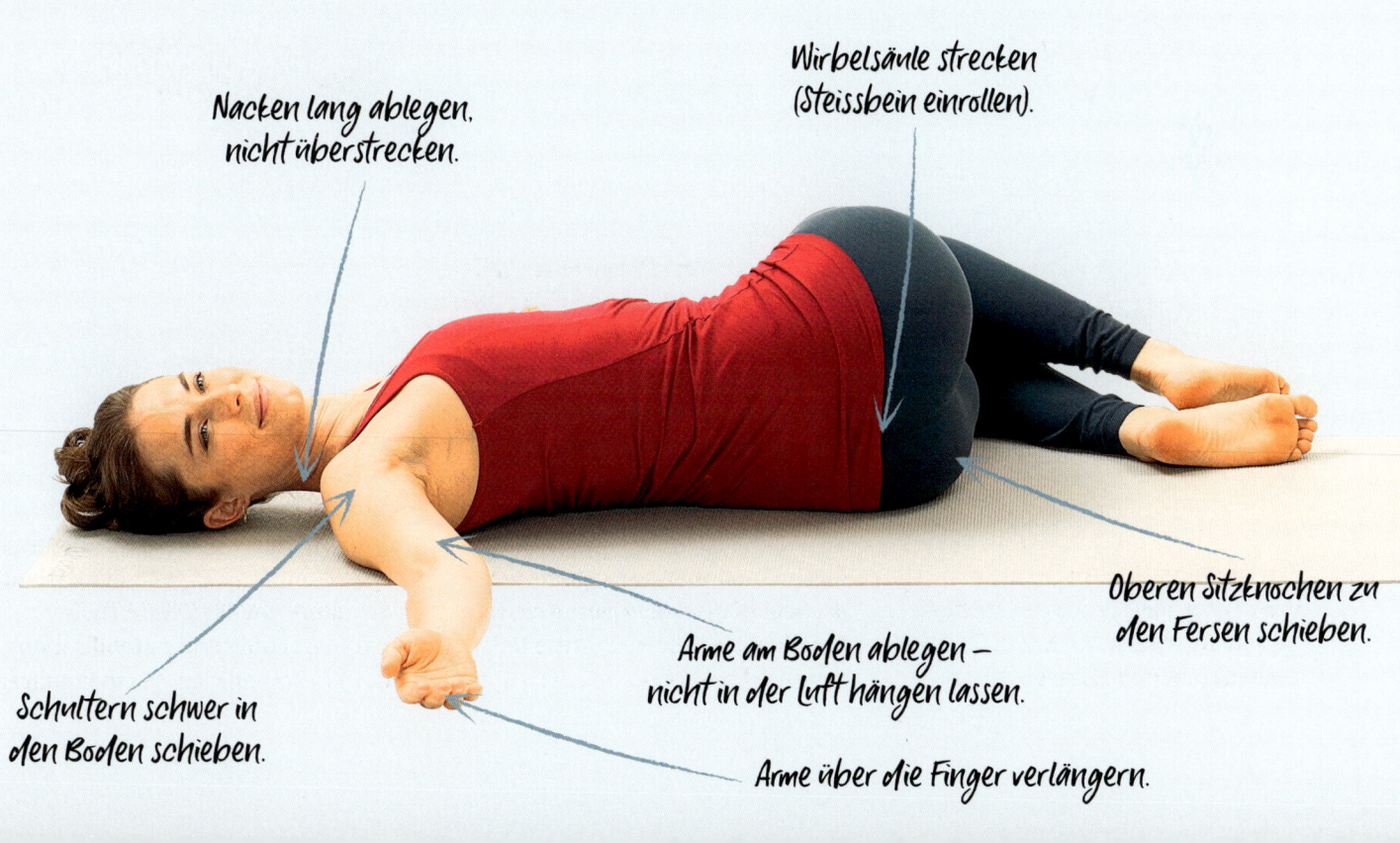

Herabschauender Hund
Adho Mukha Shvanasana

1 Vierfüßlerstand: Schultern über Handgelenken ausrichten, Oberarme von innen über außen rotieren, Unterarme leicht zueinanderziehen. Finger auffächern, Handgewölbe aktivieren.

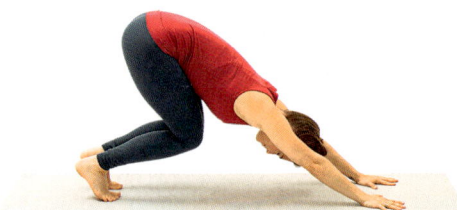

2 Arme strecken (Mikrobeuge in den Ellenbogen). Einatmend Po schräg nach oben und hinten schieben. Wirbelsäule über Scheitelpunkt und Kreuzbein lang strecken. Ohren sind auf Höhe der Oberarme. Nacken ist lang: Schultern weg von den Ohren, Schulterblätter zum Becken ziehen.

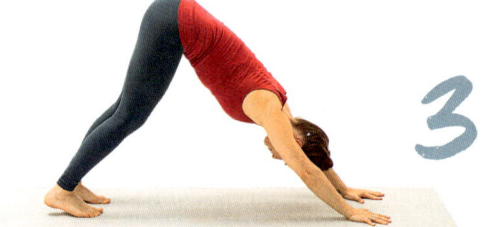

3 Ausatmend Fußaußenkanten und Fersen zum Boden absenken. Vorderseite der Oberschenkel aktivieren und Beine strecken – wenn möglich. Schulterblätter tief ziehen und zu den Seiten ausdehnen.

RAUSKOMMEN Ausatmend Knie beugen, Po zu den Fersen absenken und in die Haltung des Kindes (Seite 116) sinken. Alternativ nach vorne laufen und aufrichten.

TIPP Bei Bluthochdruck, erhöhtem Augeninnendruck usw. Knie absetzen und in den Vierfüßlerstand gehen, damit der Kopf nicht tiefer hängt als das Herz.

DAS BRINGT'S Entspannung und Gelassenheit. Kräftigt und dehnt gleichzeitig alle großen Muskelgruppen. Erdet und reduziert Stress.

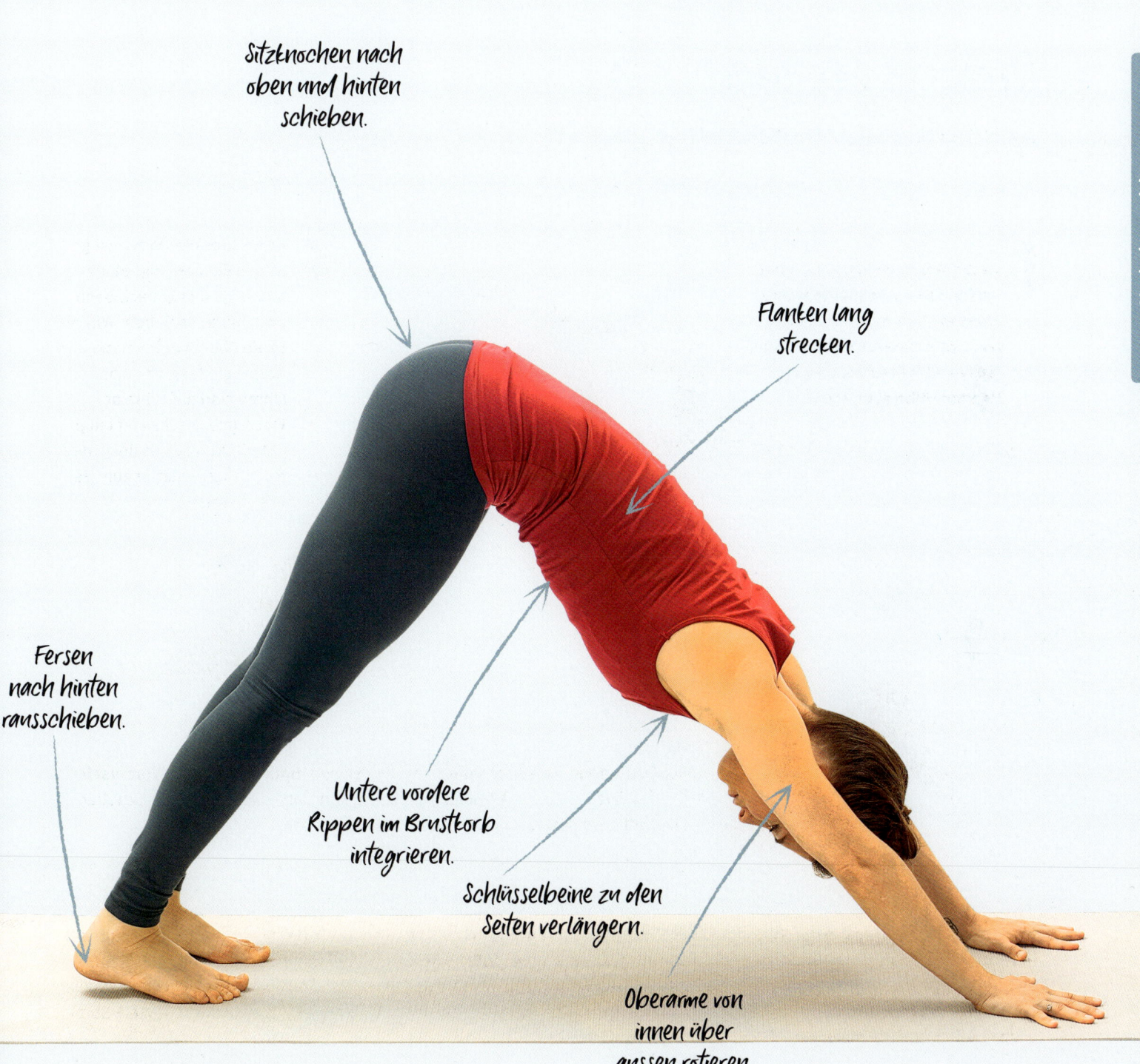

Dreibeiniger Hund
Eka Pada Adho Mukha Shvanasana

1 Im herabschauenden Hund (Seite 100) einatmend rechtes Bein nach hinten auf Höhe der Hüfte ausstrecken. Fuß strecken. Becken parallel halten. Innenseite des Oberschenkels zur Decke schieben. Zehen zeigen zum Boden. Brustbein zur Wirbelsäule ziehen, Nacken lang strecken. Nicht in den Schultern einsacken!

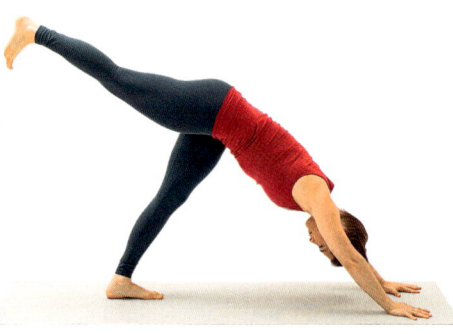

Variante 1: Ausatmend rechtes Knie beugen, Ferse zum Po schieben. Knie und rechte Hüfte zur Decke aufdrehen. Schultern auf einer Linie und Nacken lang halten.

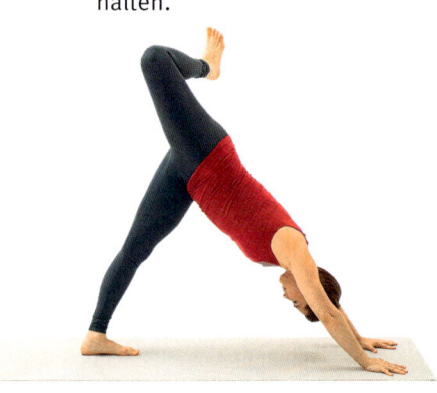

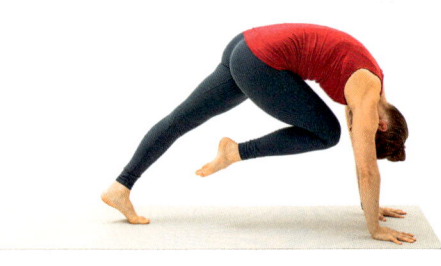

Variante 2: Ausatmend rechtes Knie zur Nasenspitze ziehen. Schultern bis über die Handgelenke vorschieben, Schulterblätter weiten. Einatmend Bein lang nach hinten strecken.

RAUSKOMMEN Ausatmend das ausgestreckte Bein absetzen. Seite wechseln. Abschließend nach vorn laufen und gerade aufrichten.

TIPP Ist der herabschauende Hund für deine Handgelenke zu herausfordernd, komme in den Vierfüßlerstand und führe von hier die verschiedenen Beinvarianten aus.

DAS BRINGT'S Gelassenheit. Stärkt Arme, Schultern und Beine. Die Beinrückseiten werden gedehnt und das Gleichgewicht geschult. Wirkt erdend und zentrierend.

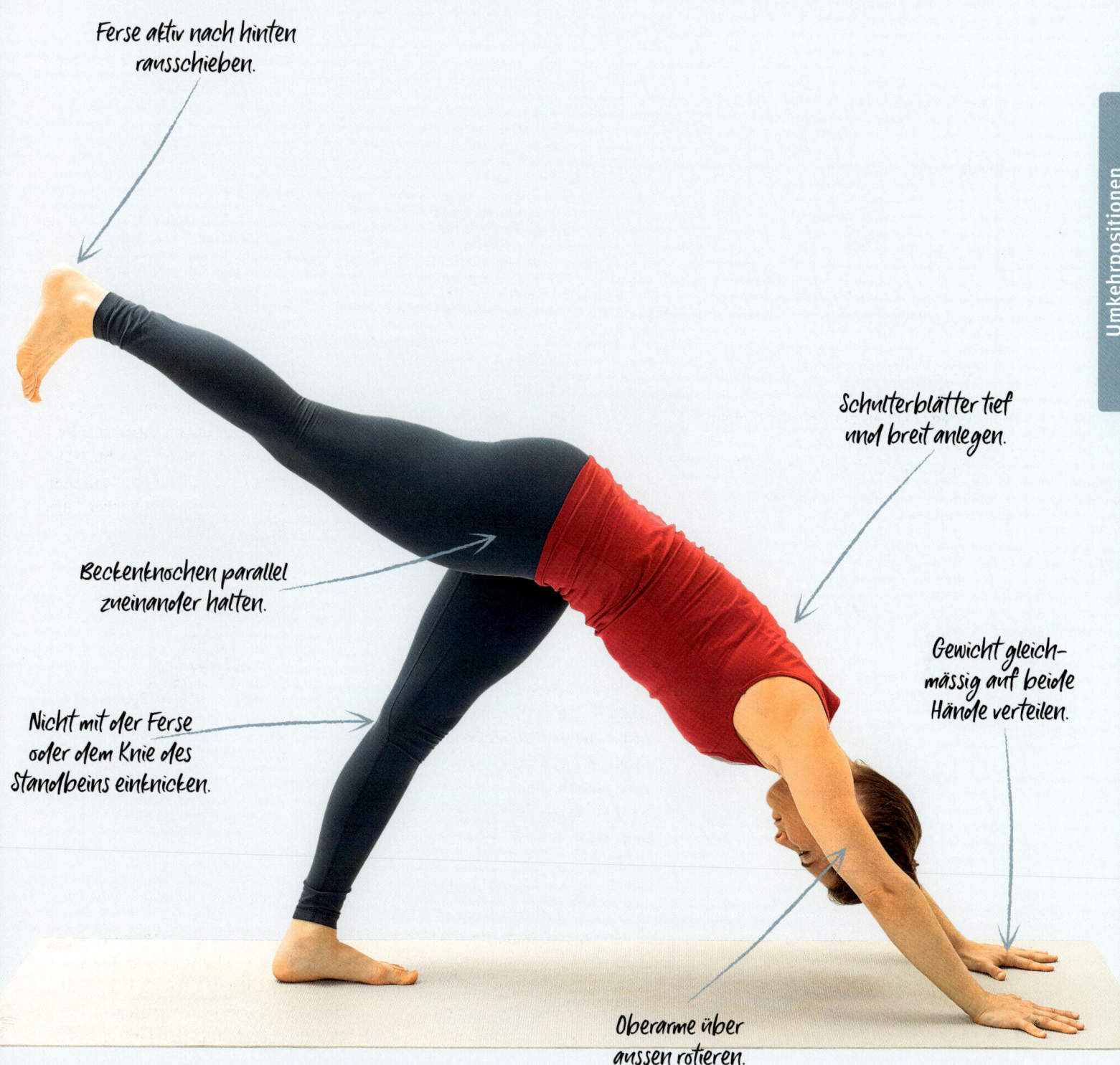

Unterstützter Schulterstand
Viparita Karani

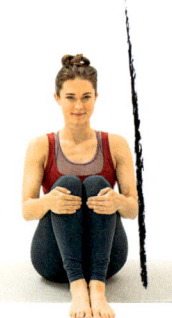

1. Mit aufgestellten Füßen seitlich dicht an die Wand setzen. Wirbelsäule lang machen.

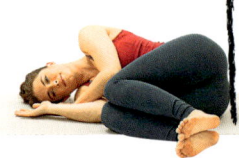

2. Oberkörper nach rechts neigen, Unterarm aufsetzen. Oberkörper seitlich ablegen und aus der Seitenlage auf den Rücken rollen.

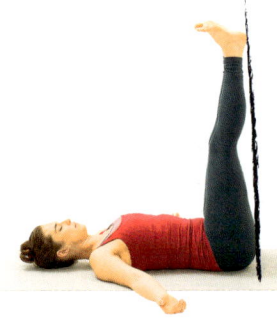

3. Beine lang nach oben ausstrecken und an der Wand ablegen. Füße anziehen, Po möglichst dicht an die Wand schieben. Arme entspannt neben dem Körper ausstrecken. Becken schwer in den Boden sinken lassen.

RAUSKOMMEN Knie beugen, ranziehen und langsam auf eine Seite rollen. Lang in Rückenlage ausstrecken und einige Atemzüge nachspüren.

TIPP Du kannst dir einen Block oder eine Decke unters Kreuzbein legen, um das Becken anzuheben und so deinen Herzraum mehr zu heben.

DAS BRINGT'S Perfekte Übung zur Regeneration und zum Stressabbau. Die Venen werden entlastet, das Becken intensiv durchblutet. Erdet und macht den Kopf klar.

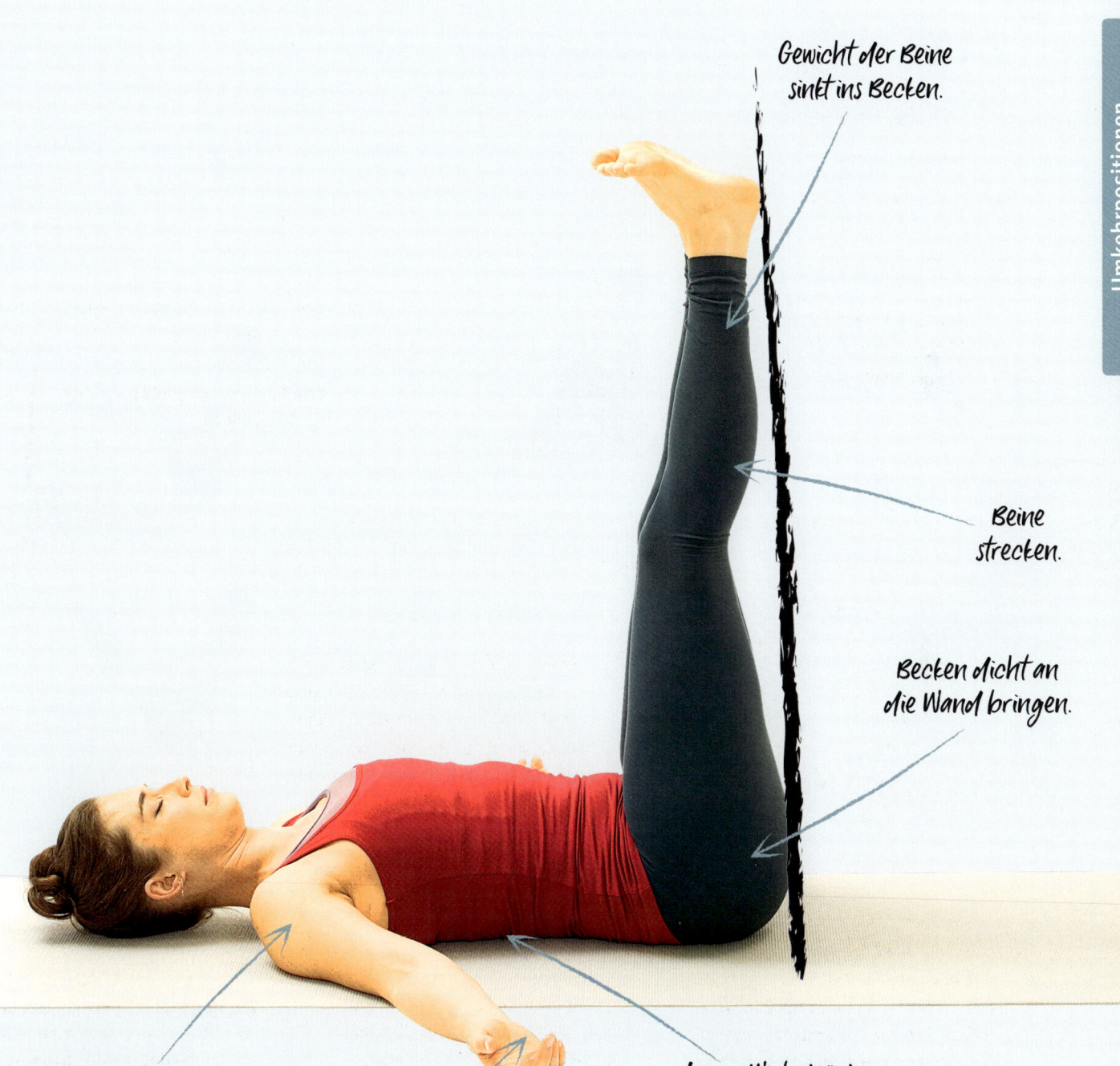

Boot
Navasana

1 Im Sitzen Füße hüftweit vor dem Körper aufstellen, Hände neben den Hüften aufsetzen. Rücken gerade aufrichten, Brustbein heben, Schultern entspannen.

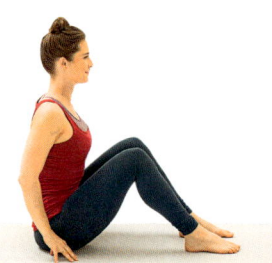

2 Kniekehlen greifen. Füße vom Boden lösen und flexen. Knie anwinkeln. Unterschenkel parallel zum Boden nach vorn ausstrecken. Schulterblätter tief ziehen und die Wirbelsäule lang strecken.

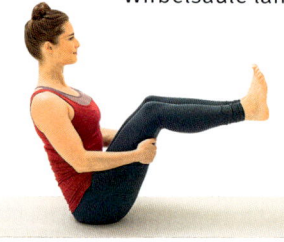

3 Hände lösen und an den Knien vorbei nach vorn ausstrecken, Handflächen zeigen zueinander. Kiefer und Schultern entspannen. Nicht im Rücken rund werden.

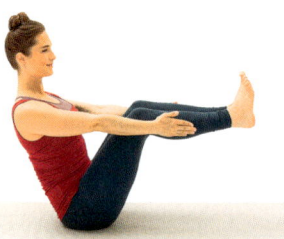

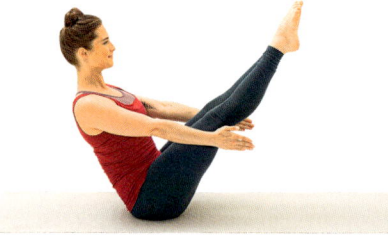

Variante: Beine lang ausstrecken und dicht zusammenhalten, Zehen strecken. Dafür brauchst du jedoch starke Bauchmuskeln!

RAUSKOMMEN Ausatmend Füße absetzen, Schienbeine umfassen und Oberkörper rund nach vorn über die Beine sinken lassen. Ein paar Atemzüge entspannen.

TIPP Greife die Kniekehlen, wenn du die Position sonst nicht halten kannst. Alternativ kannst du die Fingerspitzen hinter dem Po aufsetzen, um dich zu unterstützen.

DAS BRINGT'S Kraft und Konzentration. Hüftbeuger, Bauch und untere Rückenmuskulatur werden gekräftigt. Die Balance wird herausgefordert, die Aufmerksamkeit gebündelt.

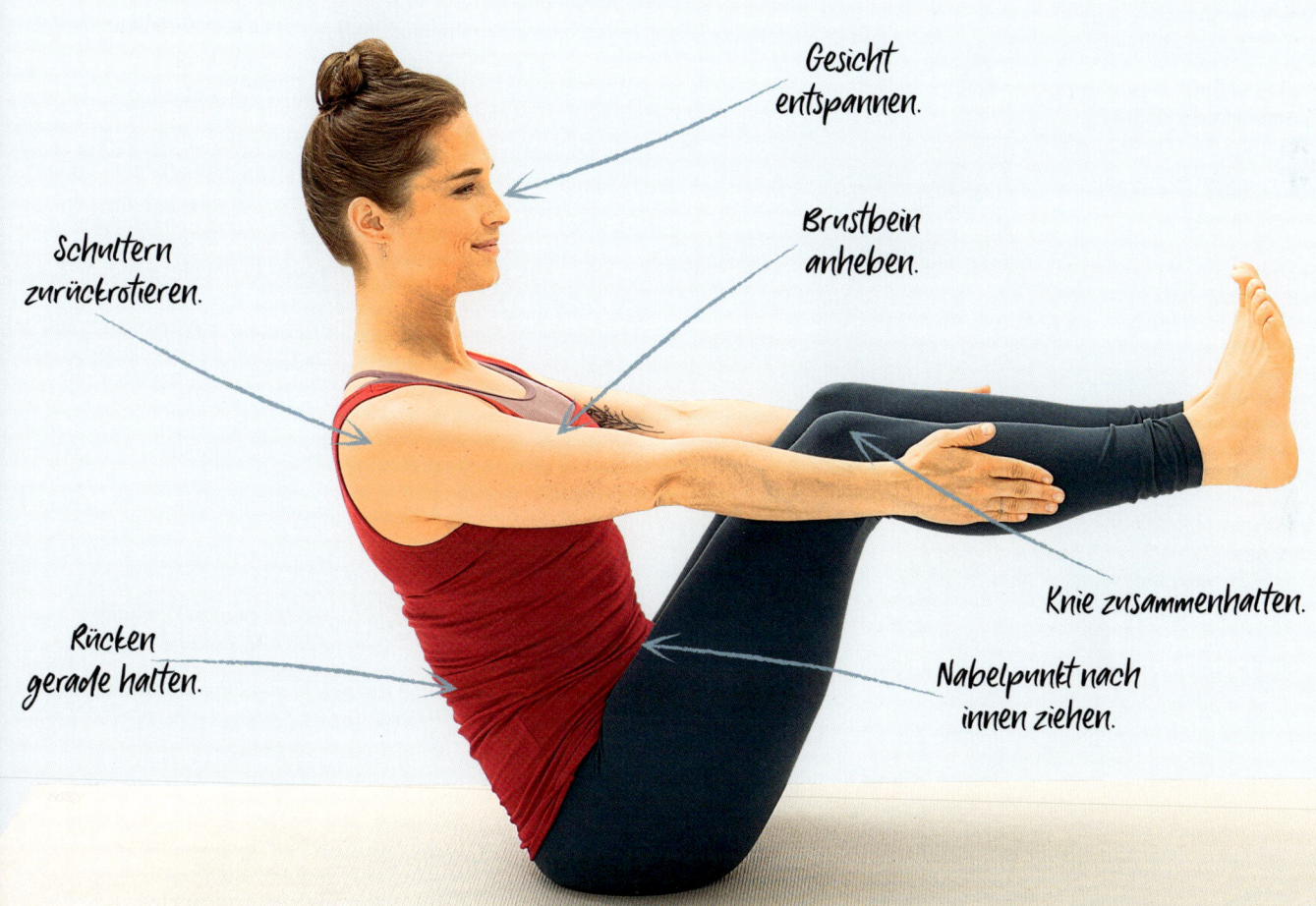

Tisch
Purvottanasana Variante

1 Aufrechter Sitz mit gestreckten Beinen. Hände etwa eine Handlänge hinter dem Rücken aufsetzen. Fingerspitzen zeigen zum Körper. Handgelenke und Schultern sind in einer Linie.

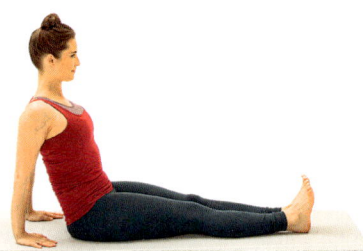

2 Füße hüftweit aufstellen. Fußkanten sind parallel. Bauchnabel nach innen ziehen, Brustbein anheben. Oberarme von innen nach außen rotieren, um die Schultern zu stabilisieren.

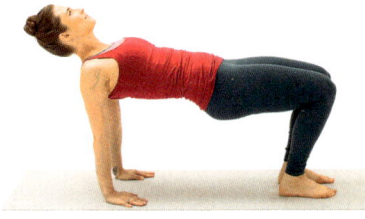

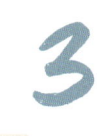

Einatmend Becken bis auf Höhe der Knie und Schultern anheben, Oberkörper in einer Linie halten. Kopf in Verlängerung der Wirbelsäule ausrichten, Blick geht zur Decke. Füße aktiv in den Boden schieben, um die Beine zu aktivieren.

RAUSKOMMEN Ausatmend Po zurück zum Boden absenken, auf den Boden abrollen und in Rückenlage nachspüren.

TIPP Bei Problemen mit Schulter- und Handgelenken diese Übung bitte auslassen. Du kannst die Fingerspitzen auch zur Seite drehen. Kopf nicht nach hinten abknicken.

DAS BRINGT'S Vitalität und Leichtigkeit. Die Vorderseite wird gedehnt, Schultern, Arme, Handgelenke und Beine gekräftigt. Super Ausgleich nach intensiven Vorbeugen.

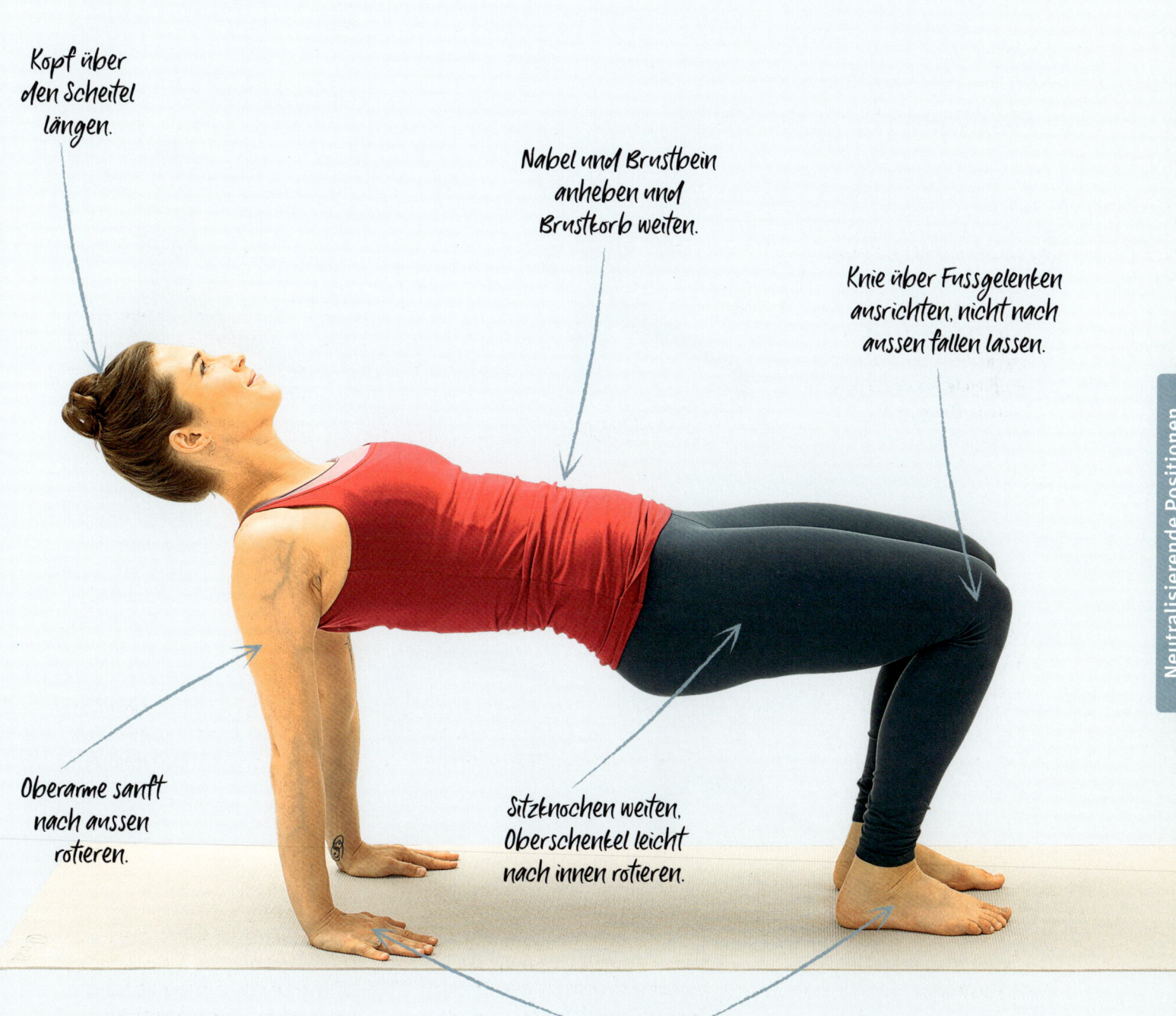

Tor
Parighasana

1 Kniestand. Rechtes Bein zur Seite ausstrecken, Ferse auf einer Linie mit dem linken Knie halten. Rechte Zehen leicht nach außen aufdrehen, um das rechte Knie zu entlasten.

2 Rücken lang machen. Nabel nach innen ziehen, Becken aufrichten. Einatmend linken Arm nach oben strecken.

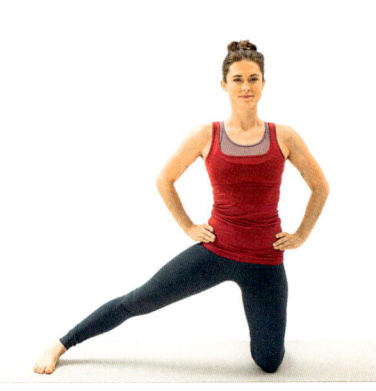

3 Ausatmend Oberkörper nach rechts neigen. Linke Flanke öffnen. Linken Arm über den Kopf zur Seite ausstrecken. Schulterblätter tief ziehen. Rechte Hand zur Wade gleiten lassen – nicht abstützen.

Variante: Linke Hand unter linker Schulter am Boden absetzen. Rechtes Bein anheben und zur Seite rausschieben. Rechten Arm nach oben strecken. Blick nach vorn ausrichten.

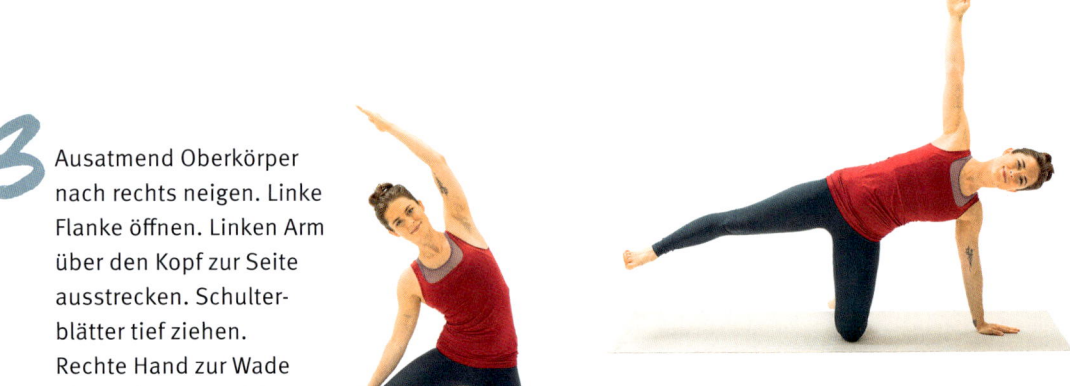

RAUSKOMMEN Einatmend über den gestreckten linken Arm zurück in die Mitte aufrichten. Ausatmend das rechte Knie beugen und absetzen. Seite wechseln.

TIPP Bei empfindlichen Knien eine Decke unterlegen oder die Matte doppelt falten. Achte darauf, die Schulterblätter zu den Seiten zu weiten.

DAS BRINGT'S Leichtigkeit und Stabilität. Durch die Seitenöffnung wird die Zwischenrippenmuskulatur gedehnt, was die Atmung unterstützt und Weite schafft.

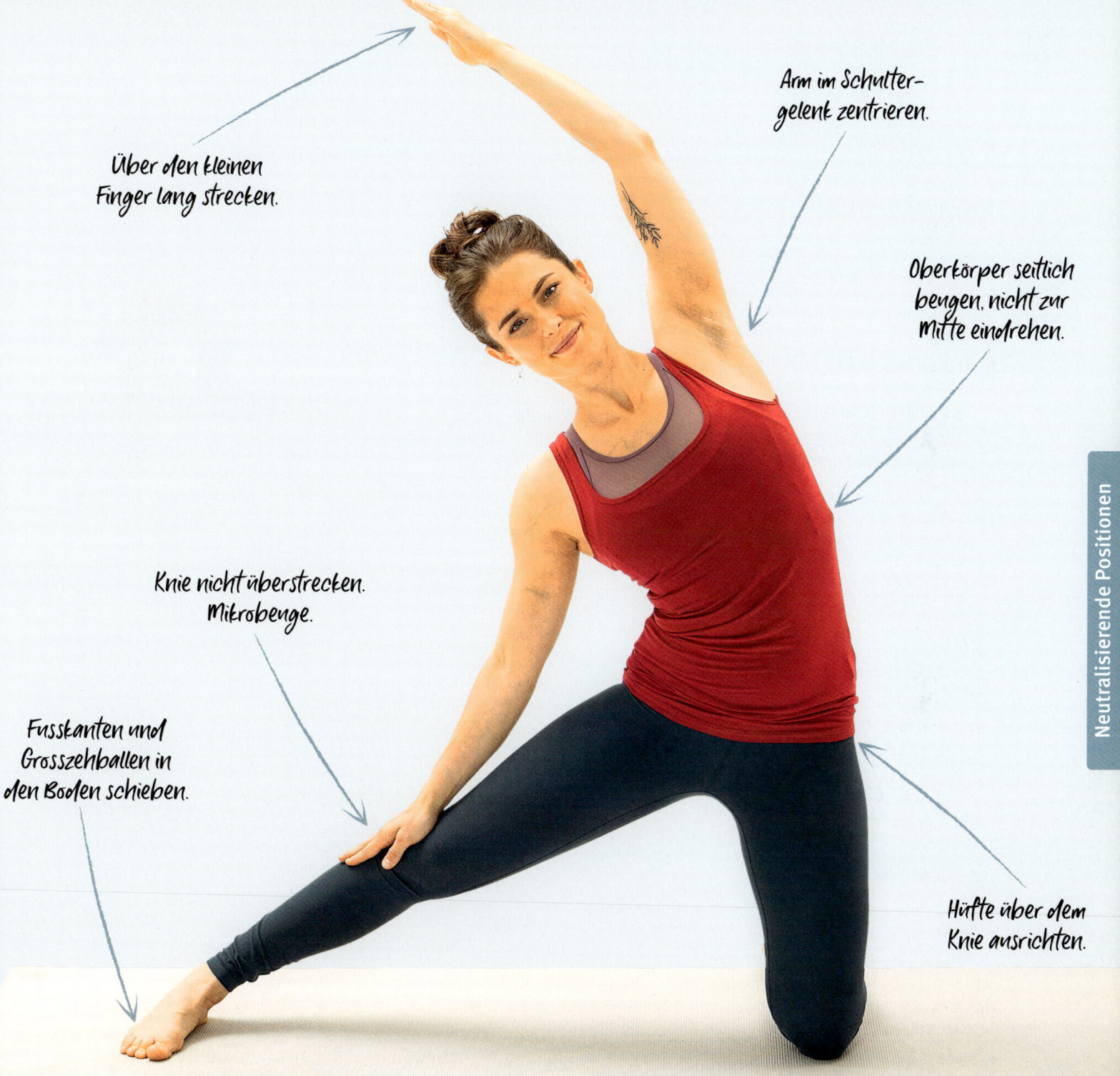

Katze
Marjariasana

1 Im Vierfüßlerstand Füße und Knie hüftweit, Hände schulterweit aufstellen. Fußrücken ablegen. Hände und Fußrücken in den Boden schieben. Gerader Rücken.

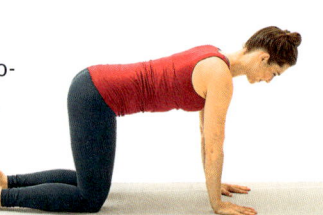

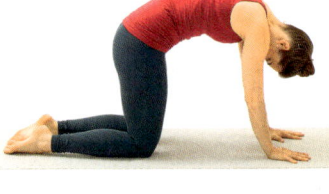

2 Ausatmend Rücken zu einem »Katzenbuckel« runden: Dabei die Wirbelsäule vom Scheitelpunkt bis zum Kreuzbein auseinanderziehen. Kopf zur Brust einrollen, Nabel zur Wirbelsäule ziehen. Schultern weg von den Ohren ziehen, Brustbein Richtung Wirbelsäule schieben: breit und rund im oberen Rücken werden.

Variante: Räkle und streck dich in alle Richtungen aus, um Verspannungen entlang der Rückenmuskulatur zu lösen: nach vorne, zurück und zu den Seiten schieben.

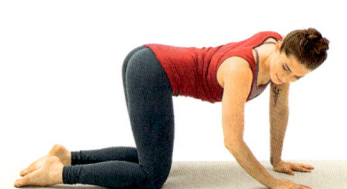

RAUSKOMMEN Knie heben, Beine strecken und in den herabschauenden Hund (Seite 100) schieben. Mit den Füßen zu den Händen laufen und aufrichten.

TIPP In Kombination mit Kuh (Seite 114) und Tiger (Seite 66) ist die Katze die beste Vorbeugung gegen Rückenschmerzen und Verspannungen.

DAS BRINGT'S Flexibilität und Entspannung. Kräftigt und aktiviert Wirbelsäule, Handgelenke und Schultern. Die Übung wirkt entspannend und erholsam.

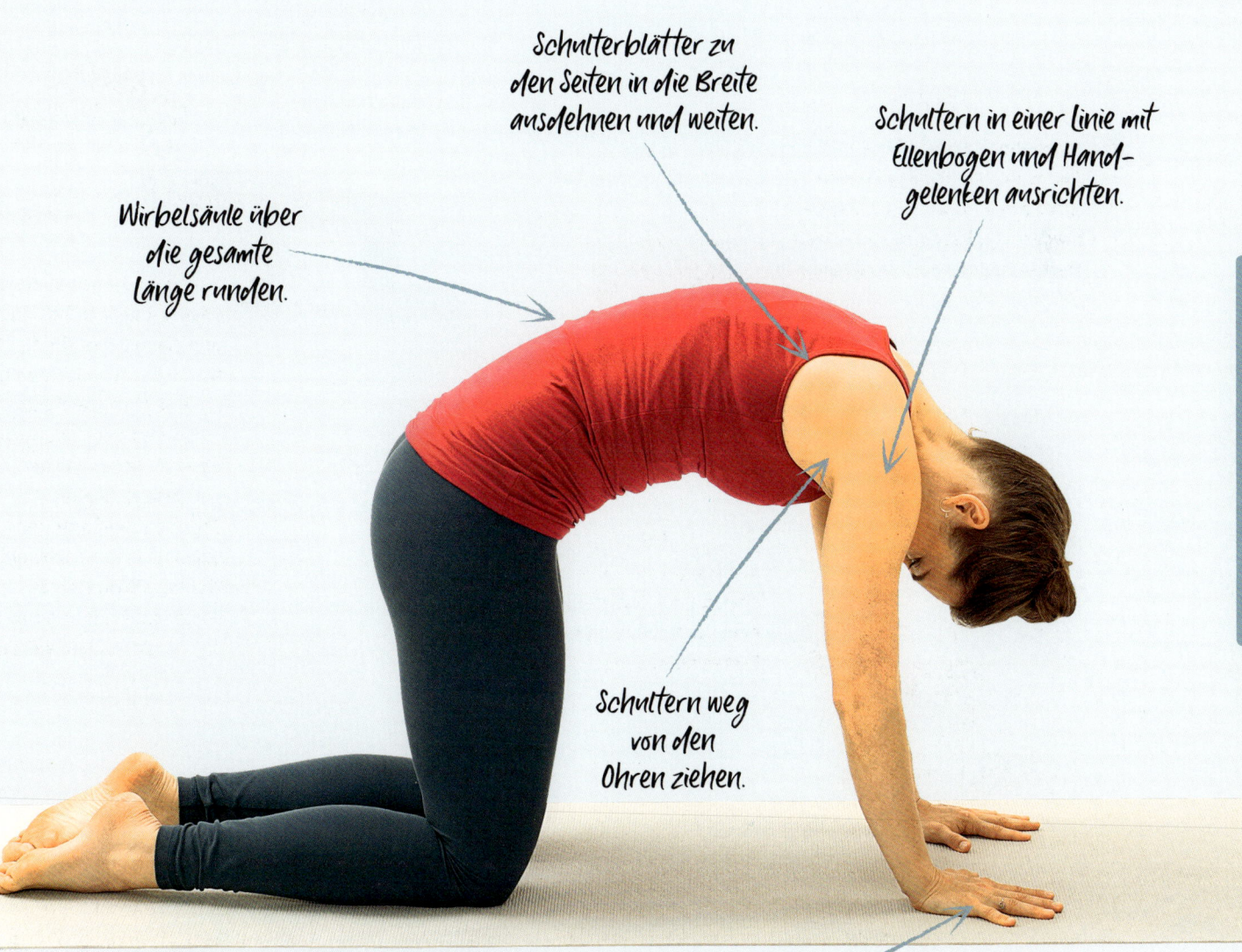

Kuh
Bitilasana

1 Im Vierfüßlerstand Finger auffächern, Mittelfinger mittig und den Ballen unter dem Daumen aktiv in den Boden schieben. Fingerkuppen »ansaugen«: Handgewölbe aktivieren.
Kopf in Verlängerung der Wirbelsäule ausrichten, Blick zum Boden richten. Schultern tief ziehen, die unteren vorderen Rippen in den Brustkorb integrieren.

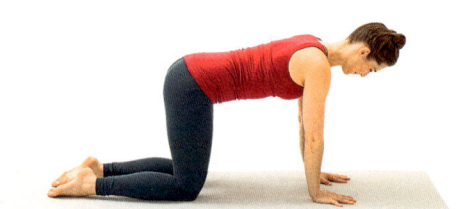

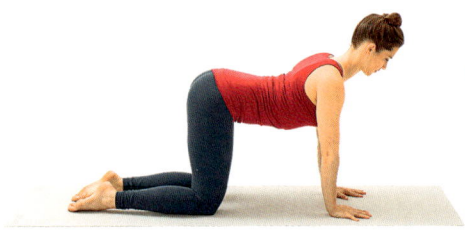

2 Einatmend Brustkorb anheben, Kopf und Blick folgen. In ein »leichtes« Hohlkreuz kommen: Schulterblätter zum Po verlängern, Nabel nach innen und oben ziehen.
Die Bewegung kommt aus der gesamten Wirbelsäule! Nicht im unteren Rücken einknicken oder den Kopf in den Nacken werfen.

RAUSKOMMEN Ausatmend eine neutrale Wirbelsäule einnehmen. Entweder in den herabschauenden Hund (Seite 100) hochschieben oder zum Sitzen kommen.

TIPP Perfekte Übung zum Aufwärmen und für zwischendurch – vor allem in Kombination mit der Katze (Seite 112) wird so die Wirbelsäule geschmeidig gehalten.

DAS BRINGT'S Beweglichkeit und Energie. Die Wirbelsäule wird mobilisiert, Handgelenke und Schultern aufgewärmt, Spannungen im Schulter- und Nackenbereich gelöst.

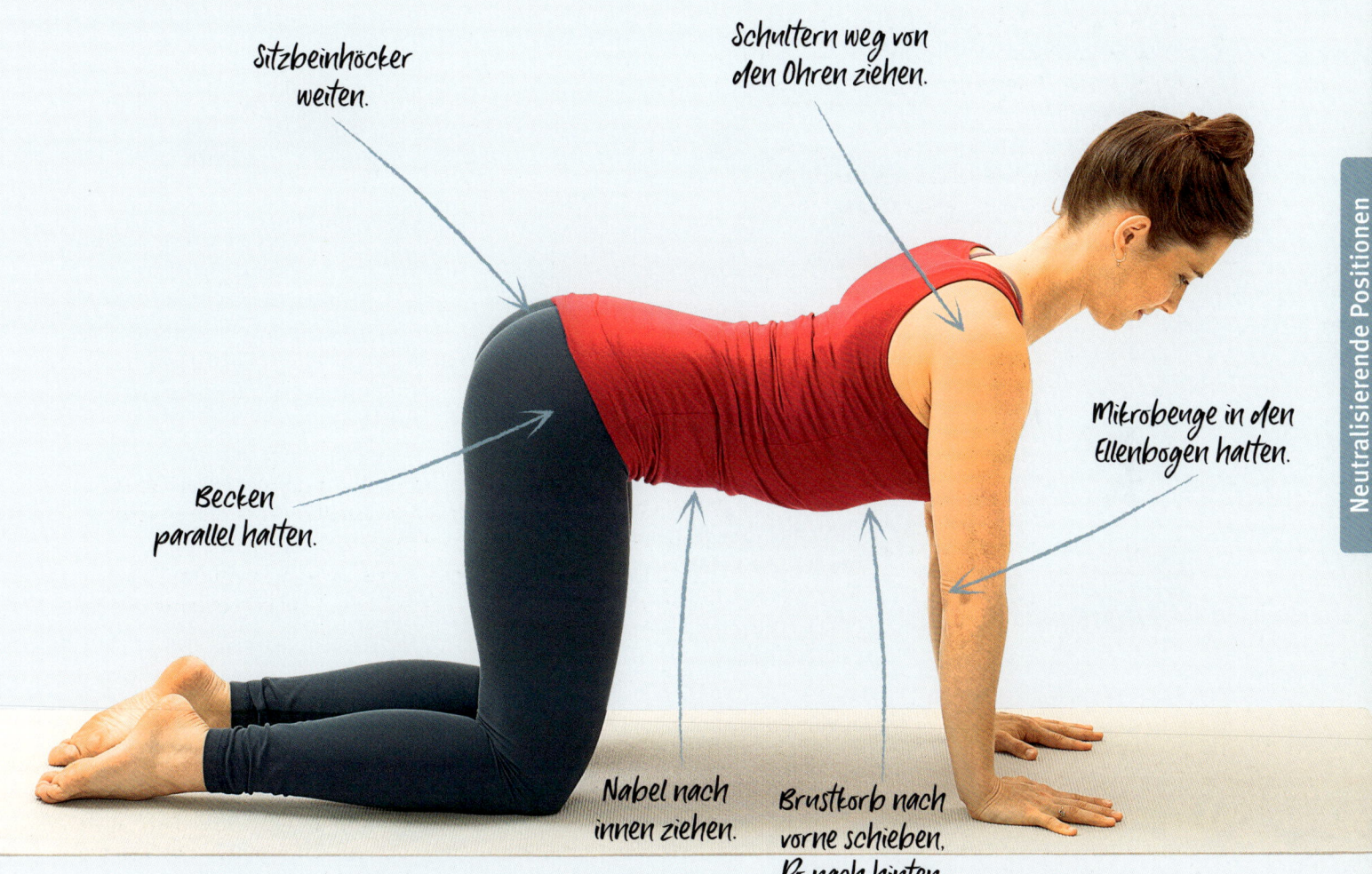

Haltung des Kindes
Balasana

1 Aus dem Vierfüßlerstand Po nach hinten zu den Fersen schieben. Oberkörper auf die Oberschenkel sinken lassen. Stirn am Boden, Po auf den Fersen ablegen.

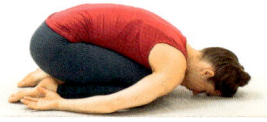

2 Arme neben dem Körper lang nach hinten ausstrecken und Handrücken am Boden ablegen. Die Einatmung in den ganzen Rücken ausdehnen, ausatmend alle Anspannung loslassen.
Dehne dich mit deinem Atem bis in den Lendenbereich aus.

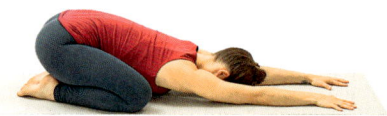

Variante: Knie mattenweit öffnen, die großen Zehen berühren sich. Oberkörper sinkt zwischen die Oberschenkel. Arme schulterweit öffnen und nach vorne strecken.

RAUSKOMMEN Oberkörper aufrollen. Füße zur Seite schwingen und in den Sitz kommen. Alternativ die Hände vorschieben und in den herabschauenden Hund (Seite 100) kommen.

TIPP Kommt dein Po nicht bis zu den Fersen, einfach eine Decke zwischen Fersen und Po legen. Hängt der Kopf in der Luft, Decke, Block oder deine Hände daruntersetzen.

DAS BRINGT'S Ruhe und Erdung. Perfekt um neue Kraft zu tanken und Anspannungen loszulassen. Die tiefe Atmung in die Körperrückseite löst Rückenverspannungen auf.

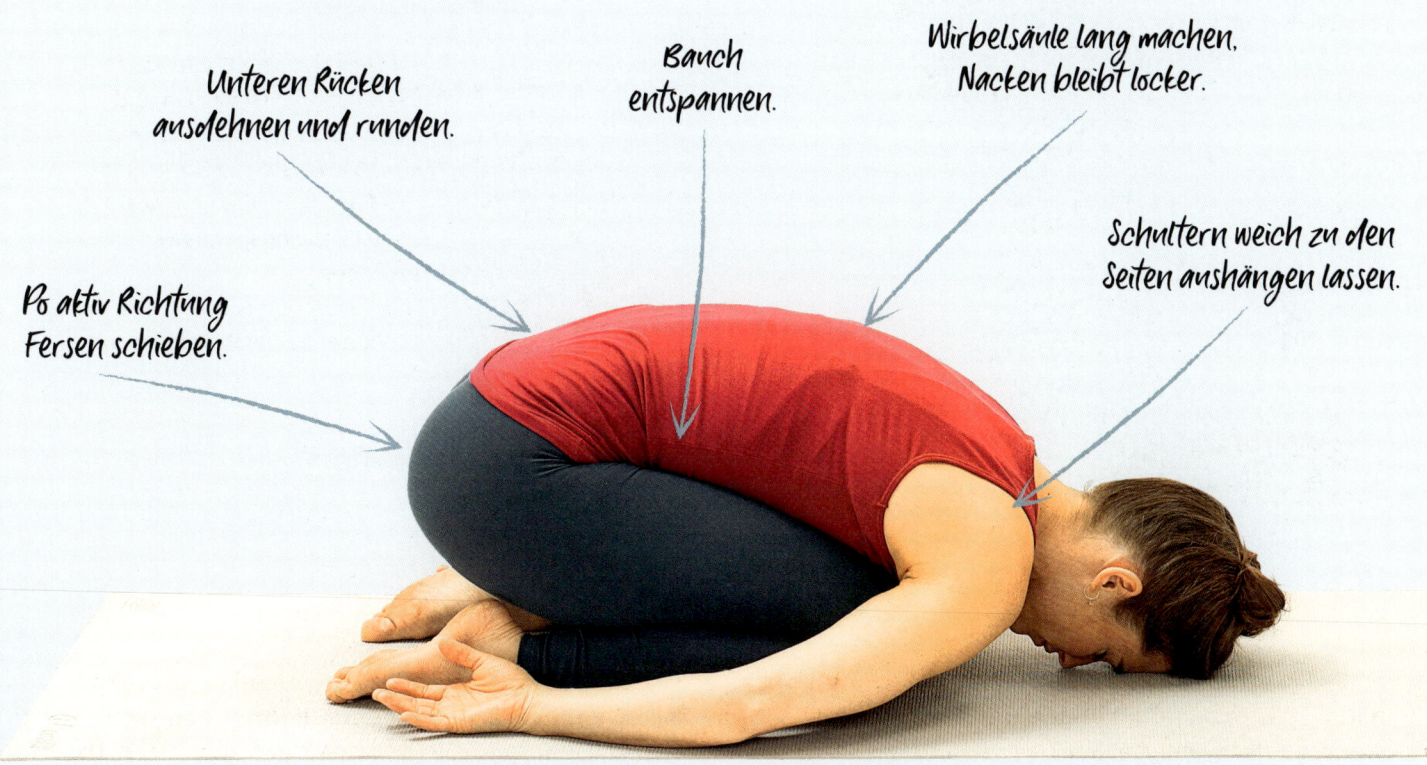

Knie-zur-Brust-Position
Apanasana

1 In Rückenlage Kopf entspannt ablegen, Nacken lang machen. Füße hüftweit aufstellen. Schienbeine sanft mit den Händen umfassen und die Füße vom Boden lösen.

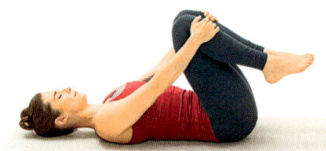

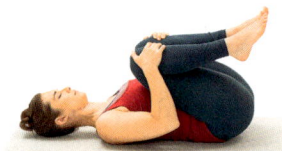

2 Einatmend Knie an den Oberkörper heranziehen und Bauchdecke sanft dagegendrücken. Ausatmend Knie dichter ranziehen, ohne den Oberkörper anzuheben.

Variante: Linkes Bein lang ausgestreckt am Boden ablegen, Ferse in den Boden drücken. Rechtes Knie umfassen und ausatmend an die Brust ziehen.

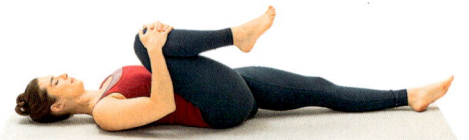

RAUSKOMMEN Beide Schienbeine umfassen und zum Brustkorb ziehen. Sanft mit dem unteren Rücken hin- und herrollen. Auf die Seite rollen und aufrichten.

TIPP Strecke deinen Rücken und Nacken lang am Boden aus und entspanne deine Schultern – nicht hochziehen, wenn du die Schienbeine umfasst.

DAS BRINGT'S Erleichterung und Entspannung. Der untere Rücken wird gelockert, die Bauchorgane massiert. Hilft bei Stress genauso wie bei Völlegefühl und Magendruck.

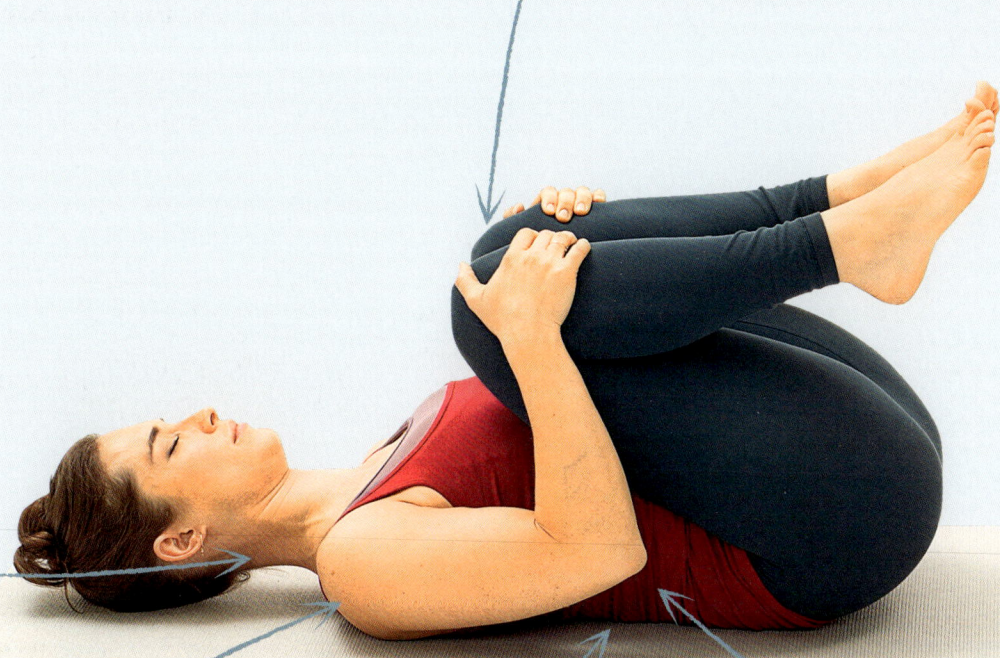

Knie dicht ranziehen.

Nacken lang machen, nicht überstrecken.

Schulterblätter schwer in den Boden sinken lassen.

Unteren Rücken am Boden halten.

Arme gebeugt halten.

Neutralisierende Positionen

Neutralisierende Positionen

Happy Baby
Ananda Balasana

 In Rückenlage Knie anwinkeln und mit den Händen zum Brustkorb ziehen.

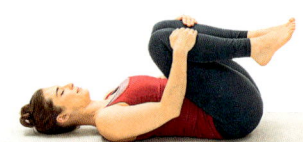

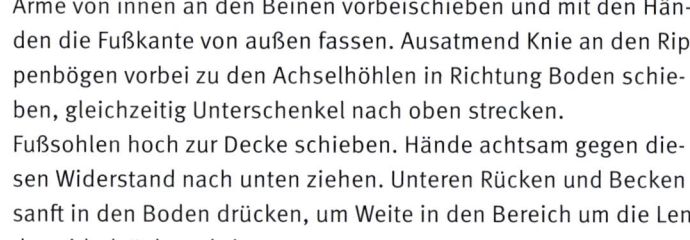

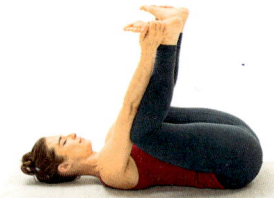 Arme von innen an den Beinen vorbeischieben und mit den Händen die Fußkante von außen fassen. Ausatmend Knie an den Rippenbögen vorbei zu den Achselhöhlen in Richtung Boden schieben, gleichzeitig Unterschenkel nach oben strecken. Fußsohlen hoch zur Decke schieben. Hände achtsam gegen diesen Widerstand nach unten ziehen. Unteren Rücken und Becken sanft in den Boden drücken, um Weite in den Bereich um die Lendenwirbelsäule zu bringen.

RAUSKOMMEN Ausatmend Hände lösen, Füße sinken lassen. Knie an den Brustkorb ziehen und mit dem Becken am Boden hin- und herschaukeln. Über die Seite zum Sitzen kommen.

TIPP Alternativ kannst du deine Füße auch von innen greifen, die Fußgelenke umfassen oder einfach mit den Armen um die Oberschenkelrückseiten greifen.

DAS BRINGT'S Ruhe und Entspannung. Der Rücken wird sanft gedehnt, die Hüften mobilisiert, das Becken gelockert. Verspannungen lösen sich, Stress wird abgebaut.

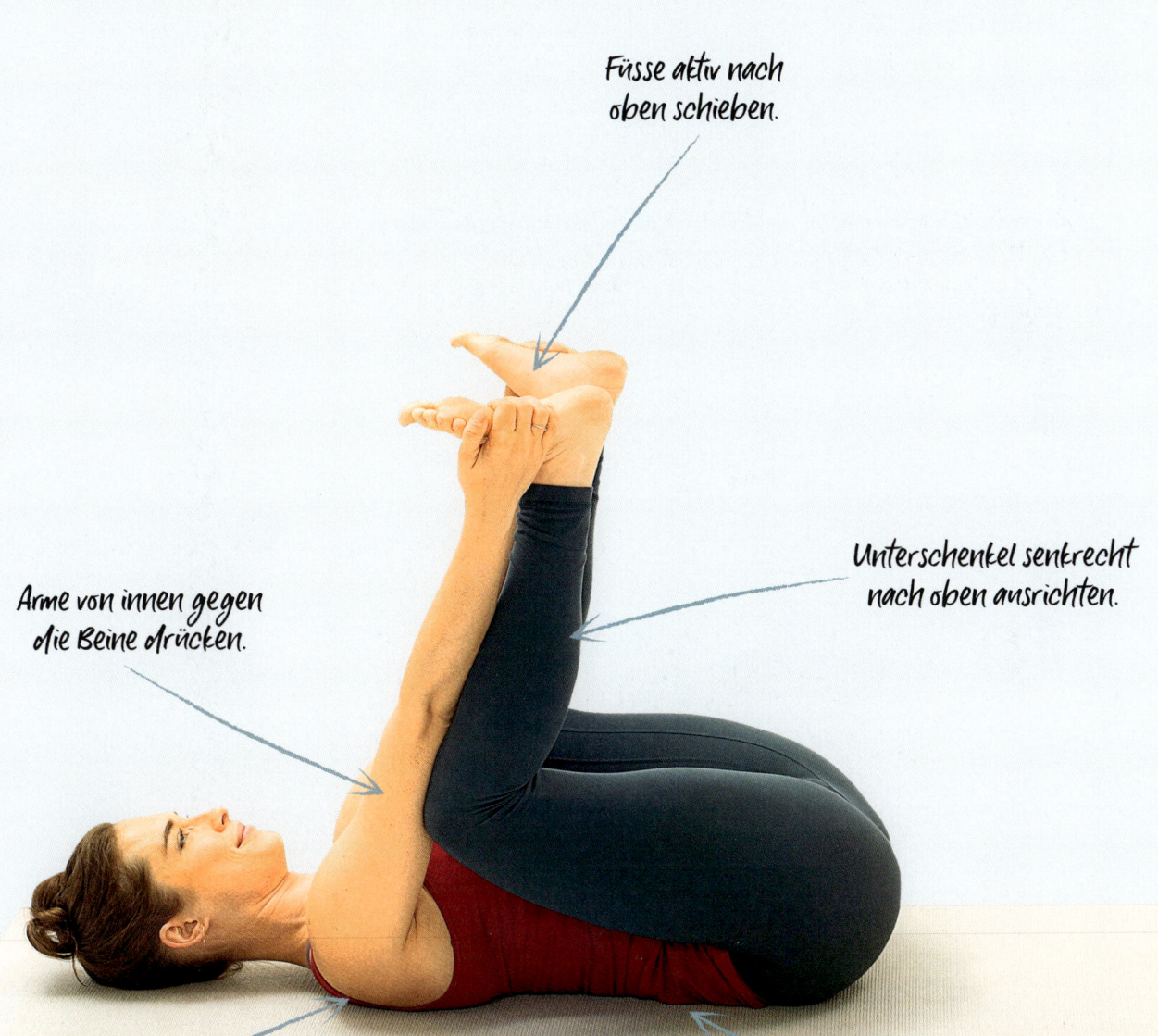

Einfacher Sitz
Siddhasana

1 Auf die Kante einer gefalteten Decke setzen. Linke Ferse zum Schambein ziehen, rechten Fuß vor den linken legen. Schulterblätter nach unten ziehen. Ausatmend Becken über die Sitzknochen im Boden verwurzeln. Einatmend Wirbelsäule lang nach oben aufrichten. Hände liegen locker auf Knien oder Oberschenkeln.

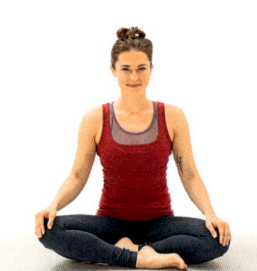

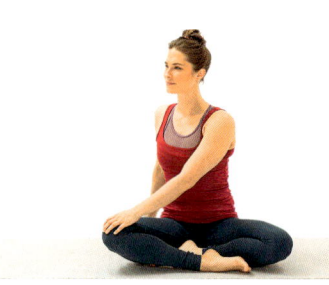

Variante 1: Ausatmend Oberkörper sanft nach rechts drehen. Linke Hand auf dem rechten Oberschenkel ablegen, rechte hinter dem Po aufsetzen. Kinn auf Brusthöhe halten.

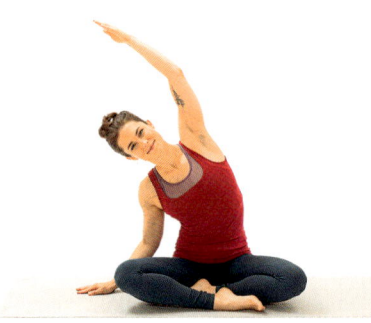

Variante 2: Linke Hand seitlich neben der Hüfte aufstellen. Oberkörper nach links neigen. Rechten Arm über den Kopf nach links strecken. Schulterblätter tief ziehen.

RAUSKOMMEN Vorderes Bein über die Seite schwingen. Hände aufsetzen und über den Kniestand zum Stehen kommen. Bei den Varianten die Seiten wechseln.

TIPP Schiebe die Füße etwas weiter weg vom Körper, um das Becken leichter aufzurichten und den unteren Rücken, die Leisten und die Knie zu entlasten.

DAS BRINGT'S Ausgeglichenheit. Beruhigt, erdet und stärkt die Konzentration. Variante 1 mobilisiert Schultern und Wirbelsäule, Variante 2 löst Verspannungen im Schulterbereich.

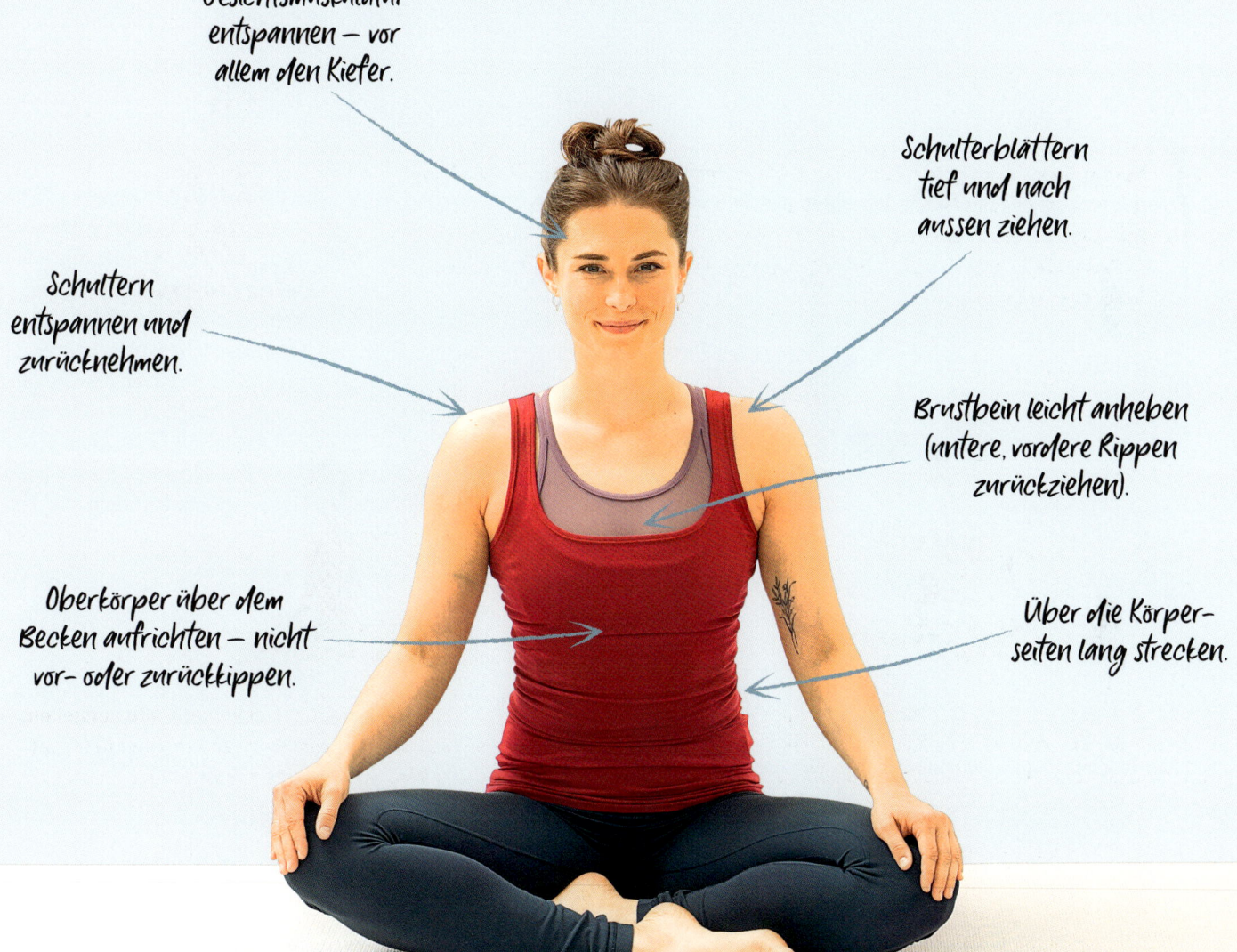

Fersensitz
Virasana

1 Knie hüftweit aufstellen, Oberkörper aufrichten. Unterschenkel und Fußrücken ablegen. Bei empfindlichen Knien eine Decke unterlegen. Hände an die Taille nehmen.

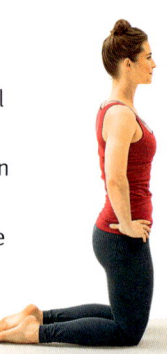

2 Langsam Po bis auf die Fersen hinabsenken. Wirbelsäule und Becken gerade aufrichten und Herzraum weiten. Hände auf den Oberschenkeln ablegen. Nicht ins Hohlkreuz fallen: unteren Bauch Richtung Wirbelsäule ziehen. Vordere untere Rippen zurück in den Brustkorb holen.

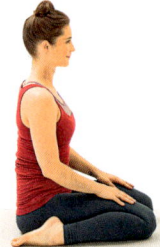

Variante: Im Kniestand Füße seitlich zum Mattenrand öffnen. Block oder Decke zwischen die Fersen legen. Ausatmend Po absenken, Knie hüftweit öffnen, Fußrücken liegen am Boden.

RAUSKOMMEN Einatmend über den Kniestand zum Stehen kommen. Alternativ mit dem Po neben die Füße sinken und die Beine nach vorne schwingen.

TIPP Ist die Beugung für Knie und Oberschenkel zu intensiv, eine Decke zwischen Po und Fersen legen. Bei Stress in den Knien oder Fußgelenken bitte auslassen.

DAS BRINGT'S Erdung und Ruhe. Oberschenkel, Knie und Sprunggelenke werden gedehnt. Die aktive Aufrichtung stärkt die Rückenmuskulatur und öffnet den Herzraum.

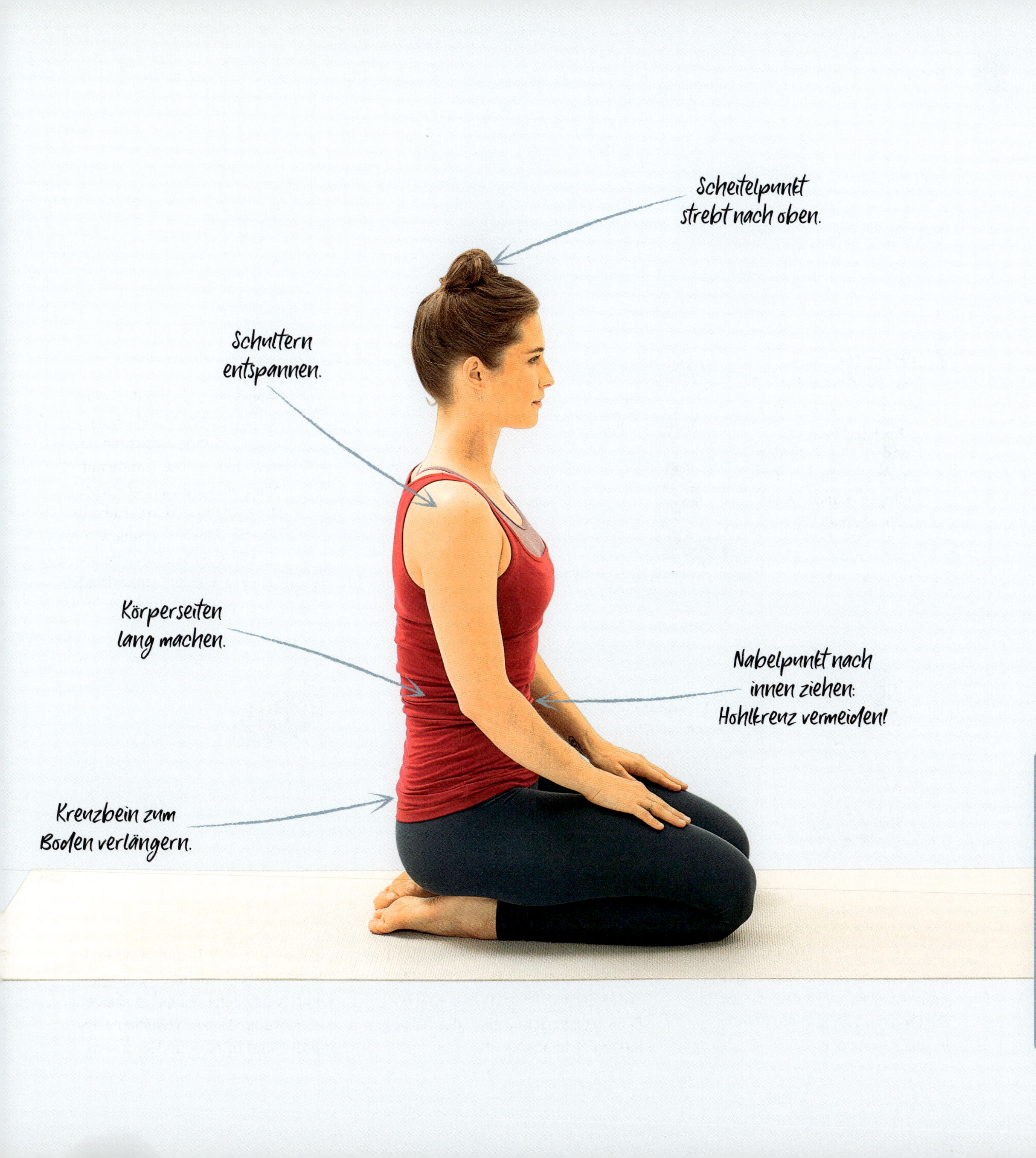

Scheitelpunkt strebt nach oben.

Schultern entspannen.

Körperseiten lang machen.

Nabelpunkt nach innen ziehen: Hohlkreuz vermeiden!

Kreuzbein zum Boden verlängern.

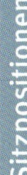

Endentspannung
Savasana

1 Rückenlage. Beine lang ausstrecken, mindestens hüftweit öffnen. Füße fallen locker zur Seite. Arme entspannt neben dem Körper ausstrecken, Handflächen zeigen nach oben.

2 Augen schließen. Raum zwischen Armen und Rumpf lassen. Nacken und Rücken bewusst lang strecken. Hinterkopf, Schultern und Becken in die Matte sinken lassen.

3 Schultern entspannen. Alle Anspannung loslassen und das Körpergewicht an den Boden abgeben. Gesicht entspannen: Kiefer lockern, Stirn und Schläfen entspannen.

4 Atem weich und sanft fließen lassen. Lass deine Gedanken ziehen. Du musst nichts mehr machen. Lass los.

RAUSKOMMEN Strecke dich lang aus – gern laut seufzen! Rolle dich auf die Seite. Bleibe hier ein paar Atemzüge, öffne die Augen und komme in den Sitz zurück.

TIPP Um den unteren Rücken zu entlasten, kannst du dir ein Kissen oder eine gerollte Decke unter die Knie schieben, um diese etwas anzuheben.

DAS BRINGT'S Absolute Erholung und Regeneration. Dein Stresslevel sinkt, der ganze Körper kann loslassen und entspannen. Körper, Geist und Seele erholen sich.

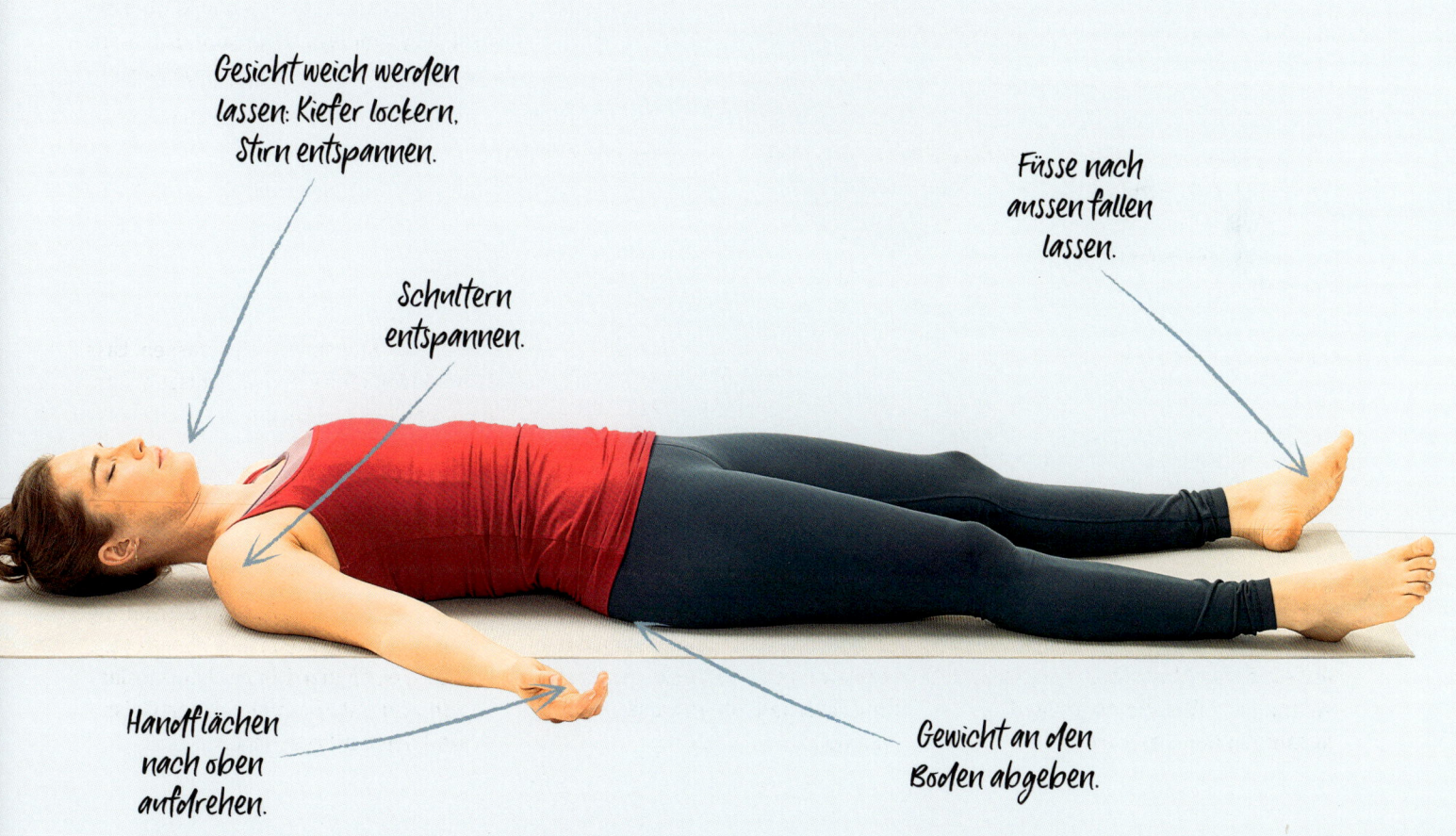

Wechselatmung
Nadhi Shodana

1 Einfache Sitzposition (Seite 68) einnehmen. Wirbelsäule aufrichten und die linke Hand auf dem Oberschenkel ablegen. Daumen und Zeigefingerkuppen aneinanderlegen, Handfläche nach oben drehen. Rechte Hand in Vishnu Mudra bringen: Zeige- und Mittelfinger zur Handfläche hin beugen, die anderen Finger lang strecken. So kannst du mit Daumen und Ringfinger die Nasenlöcher sanft verschließen.

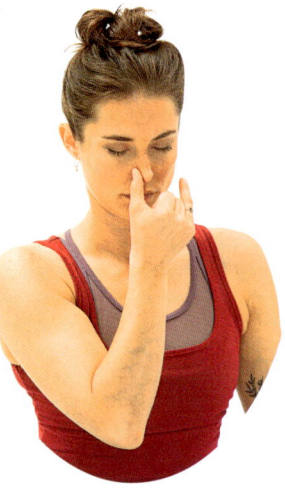

2 Durch beide Nasenlöcher ein paar Mal ein- und ausatmen. Nach einer Ausatmung das rechte Nasenloch sanft mit dem Daumen verschließen und durch das linke Nasenloch einatmen. Linkes Nasenloch mit dem Ringfinger verschließen, die kurze natürliche Atempause wahrnehmen und halten, den Daumen vom rechten Nasenloch lösen und rechts ausatmen. Nasenlöcher nur ganz sanft verschließen, sodass diese nicht verkleben. Kopf aufrecht und gerade halten.

3 Rechts wieder einatmen, beide Nasenlöcher schließen und kurz halten. Links lösen und ausatmen. Links wieder einatmen, Atem kurz halten, rechts lösen und ausatmen, rechts einatmen usw. 10–15 Runden. Bist du mit der einfachen Variante vertraut, kannst du den Atemrhythmus langsam auf **4 : 4 : 8** verändern: vier Atemtakte ein, vier halten, acht ausatmen.

RAUSKOMMEN Beende eine Runde immer mit einer Ausatmung durch das linke Nasenloch. Ein paar Atemzüge nachspüren und mit einem der Flows starten.

TIPP Die Wechselatmung kann zu jeder Tageszeit praktiziert werden und ist eine gute Vorbereitung für die Meditation und für den siegreichen Atem (Seite 129).

DAS BRINGT'S Reinigt die Nadis (Energiekanäle) und bringt die Energie wieder zum Fließen. Sie wirkt ausgleichend auf das Nervensystem, reduziert Stress und erdet.

Siegreicher Atem
Ujjayi

1 Einfache Sitzposition (Seite 68) einnehmen. Augen schließen. Atem durch die Nase fließen lassen. Hände auf den Oberschenkeln oder Knien ablegen. Wirbelsäule aufrichten. Schultern entspannen.

2 Durch die Nase ein- und durch den Mund mit einem »Haaaaa« ausatmen, so als würdest du einen Spiegel anhauchen oder flüstern. So verengst du ganz automatisch deine Stimmritzen. Fahre damit für einige Runden fort.

3 Schließe bei der nächsten Ausatmung auf halber Strecke den Mund und atme durch die Nase weiter aus. Die Stimmritze weiterhin sanft verengen, um ein sanftes Meeresrauschen erklingen zu lassen.

4 Versuche, nach ein paar Runden auch bei der Einatmung die Stimmritze zu verengen, um durchgehend dieses leichte Rauschen in der Kehle zu erzeugen. Kiefer dabei entspannen. Der Atem soll ruhig, tief und gleichmäßig fließen und nicht in der Kehle kratzen – dann sind die Stimmritzen zu stark angespannt.

5 Sobald du mit der Atmung vertraut bist, atme durchgehend für 3–5 Minuten nur durch die Nase ein und aus.

6 Dehne deine Atmung in den gesamten Brustkorb aus: Atme in den oberen Bauch, in die Flanken, in den oberen Rücken und bis unter die Schlüsselbeine ein – und auch in dieser Reihenfolge wieder aus. Kein Stress, wenn dein Atem anfangs nicht für alle vier Bereiche ausreicht. Atme erst mal in den oberen Bauch und in die Flanken und dehne den Atem langsam weiter aus.

RAUSKOMMEN Komme nach einer Ausatmung einfach zur natürlichen Atmung zurück. Dann mit der Asanapraxis starten oder in Savasana (Seite 126) entspannen.

TIPP Ujjayi lässt sich auch während der Asanapraxis nutzen. Der gleichmäßige Klang der Atmung hilft dir dabei, dich besser zu fokussieren.

DAS BRINGT'S Konzentration und Energie. Belebt, erdet, baut Spannungen ab und beruhigt. Der Atem wird durch eine regelmäßige Praxis tiefer und intensiver.

Meditation auf den Atem

1 Setze dich in der einfachen Haltung mit gekreuzten Beinen auf die Matte. Wirbelsäule aufrichten, Schultern entspannen. Hände locker auf den Beinen ablegen. Augen schließen und den Atem sanft durch die Nase fließen lassen. Gesicht entspannen.

2 Lenke deine Aufmerksamkeit auf deinen Atem: Wo nimmst du den Atem wahr? Im Brustkorb? Im Bauchraum? Oder spürst den Atem vor allem unter den Nasenlöchern oder oberhalb deiner Oberlippe, wenn du ausatmest? Wie fühlt sich der Atem an? Flach und kurz? Tief und lang? Verändert sich dein Atem mit der Zeit?

3 Lenke deinen Geist, sobald dieser abschweift – und das wird immer wieder passieren –, zurück auf deinen Atem. Schaue dir deine Gedanken an, ohne diese zu bewerten, und lass sie weiterziehen. Jetzt ist nicht der Moment, Lösungen für Probleme zu finden, Listen durchzugehen usw. Komme immer wieder zurück zu deinem Atem. Nutze den Atem wie eine Art Anker, um dich im Moment zu zentrieren.

4 Versuche nicht, den Atem zu lenken oder willentlich zu vertiefen, sondern atme einfach ganz natürlich 3–5 Minuten durch die Nase ein und aus. Mit der Zeit wird der Atem automatisch tiefer und ruhiger, was sich beruhigend auf deinen Geist auswirkt.

RAUSKOMMEN Strecke einatmend die Arme lang nach oben aus. Schüttle Arme und Beine aus. Mit der Mobilisation (Seite 136) und einem der Flows fortfahren.

TIPPS Versuche vor jeder Yogapraxis, einige Minuten lang deinen Atem zu beobachten, um im Körper anzukommen und Abstand zum Alltag zu finden.

DAS BRINGT'S Ruhe und Konzentration. Durch den Fokus auf die Atmung entspannt sich der Geist. Der Kopf wird klarer, die Nerven werden ruhiger.

Bodyscan – im Sitzen oder Liegen

1 Komme in einen einfachen Sitz (Seite 68) oder lege dich lang ausgestreckt in Rückenlage auf den Boden. Wirbelsäule strecken, Nacken und Gesicht entspannen. Atem sanft durch die Nase fließen lassen. Augen schließen.

2 Lenke deine Aufmerksamkeit zu deinen Füßen. Wie fühlen sich diese an? Warm, kalt? Berühren sie Haut, Luft oder Stoff? Nimm jeden einzelnen Zeh wahr, Fußsohlen, Fußballen, Fußgelenke und abschließend die Füße als Ganzes.

3 Wandere weiter über die Schienbeine zu den Knien, Oberschenkeln, hin zum Becken und weiter zu den Händen. Nimm auch hier wieder jeden einzelnen Finger wahr: Wärme, Kälte, Spannungen …

4 Wandere über die Hände die Arme entlang, über die Ellenbogen hoch bis zu den Schultern und zum Brustkorb. Von hier über Nacken, Hinterkopf, Stirn, Ohren bis zum Kiefer und zu den Lippen. Spüre hier wieder etwas genauer nach: Wie fühlen sich die Lippen an? Liegen sie fest aufeinander, sind sie sanft geschlossen oder geöffnet?

5 Nimm abschließend den Körper erneut als Ganzes wahr: Wo sind Spannungen oder Enge spürbar? Wo Weite und Leichtigkeit? Wo berührt dein Körper den Boden?

6 Du kannst den Bodyscan auch weiter ausdehnen und vor allem in die Bereiche spüren, die evtl. etwas fester sind, beispielsweise der Nacken- und Schulterbereich. Versuche, deinen Atem genau dorthin zu lenken, wo Enge zu spüren ist. Dauer: 3–15 Minuten.

RAUSKOMMEN Einatmend die Arme über die Seite nach oben strecken und zurück zum Herzen bringen. Ausatmend Arme und Beine ausschütteln.

TIPP Du kannst dich für diese Meditation auch auf eine Stuhlkante setzen. Beide Füße nebeneinander aufstellen und in den Boden schieben. Der Rücken ist aufrecht.

DAS BRINGT'S Die Konzentration auf die einzelnen Körperbereiche bündelt deine Gedanken. Du kommst im Moment an und findest Abstand zum Außen. Eine Wohltat.

Wie übe ich die Asanas am besten?

Aus den 55 Asanas habe ich 10 Flows zu unterschiedlichen Themen zusammengestellt, die du je nach deiner Tagesform und Laune üben kannst. Wenn du etwas erfahrener bist, kannst du dir aus deinen Lieblingsübungen auch eigene Flows zusammenstellen.

Auf den folgenden Seiten findest du einen Flow für mehr Energie, eine Abfolge, die Stress reduziert, eine für mehr Konzentration sowie eine Sequenz, die deine Körpermitte stärkt – und einige mehr. Vielleicht gefällt dir eine bestimmte Abfolge auch gerade besonders gut, dann bleib gern fürs Erste dabei. Probiere innerhalb der Flows die unterschiedlichen Optionen einer Asana aus, nimm die Varianten dazu und variiere auch mal die Anzahl der Wiederholungen oder die Länge der Atemzüge, die du in der jeweiligen Position bleibst.

Wichtig: Bevor du mit einem Flow anfängst, schau dir bitte jede Asana erst einmal genau an, damit du entscheiden kannst, welche Variante für dich passt und ob du evtl. Hilfsmittel wie eine gefaltete Decke, Kissen, Blöcke usw. brauchst.

Wie läuft die Yogapraxis ab?

1. Starte mit einigen Minuten im einfachen Sitz (Seite 122). Schließe die Augen und lausche deinem Atem. Jetzt wäre ein guter Zeitpunkt für eine Meditation oder eine Runde Pranayama. Du kannst aber auch nach den Flows – oder unabhängig davon – meditieren, wenn dir das leichter fällt. Probiere aus, welche Variante für dich am besten funktioniert.
2. Bereite mit der mobilisierenden Sequenz (Seite 136) deine Wirbelsäule und die Muskulatur sanft auf die kommenden Bewegungen vor. Diese Sequenz ist an die jeweiligen Flows angepasst und dauert etwa 5–10 Minuten.
3. Anschließend folgen einige Sonnengrüße (Seite 140), um den

Yogapraxis kurz gefasst

1. Mobilisation (Flow 1, Seite 136)
2. Sonnengrüße (Flow 2 (Seite 140), 1–5 Runden)
3. Flow deiner Wahl
4. Abschlusssequenz (Flow 10, Seite 172)
5. Savasana (Seite 126)

kompletten Körper aufzuwärmen. Übe anfangs 1–3 Runden und erhöhe mit etwas mehr Übung die Anzahl auf 5–10.
4. Jetzt folgt der Flow deiner Wahl. Die Sequenzen dauern etwa 10–20 Minuten. Du kannst die Dauer variieren, indem du die Asanas länger hältst oder wiederholst und die jeweiligen Varianten anhängst. Achte darauf, dass du die belebenden Flows (3, 6 und 7) eher am Morgen oder frühen Abend übst, da sie recht anregend wirken.
5. Mit der Abschlusssequenz (Seite 172), die je nach Variante 5–15 Minuten dauert, fährst du den Körper runter und löst letzte Anspannungen auf.
6. Zum Abschluss in Savasana (Seite 126) entspannen.

So kannst du dir deine Praxis selbst zusammenstellen und 15, 30, 60 oder 90 Minuten üben – wie es gerade passt.

Tipp: Nie Savasana sausen lassen, egal, wie kurz deine Asanapraxis ist. Auch wenn sie ausschließlich aus Meditation oder Pranayama besteht, lohnt es sich, in Savasana zu entspannen. Nach einer intensiven Praxis sollte dein Savasana 10–15 Minuten dauern.

Kombination von Asanas

Wenn du dir aus den beschriebenen Asanas einen eigenen Flow zusammenstellen möchtest, versuche eine Art Bogen aufzuspannen, um auch die volle Wirkung der Asanas zu erfahren. Orientiere dich dabei an meinen Beispielflows und wähle für den Anfang jeweils nur eine Asana aus jeder Kategorie aus, um dich nicht zu überfordern:
1. Beginne mit sanften, mobilisierenden Asanas, die den Körper langsam vorbereiten.
2. Es folgen Sonnengrüße (Seite 140), die den Körper weiter aufwärmen.
3. Dann könnte eine Standübung, wie Krieger 2 (Seite 36) oder der hohe Ausfallschritt (Seite 32), folgen, die Kraft aufbauen, und/oder eine der Stützpositionen, die den Core stärken, wie der Seitstütz (Seite 64) oder die 2. Variante des dreibeinigen Hundes (Seite 102).
4. Fließe mit einem Sonnengruß zum Boden und übe sanfte Rückbeugen in Bauchlage, wie Kobra (Seite 86) oder Heuschrecke (Seite 90).
5. Danach solltest du unbedingt die Wirbelsäule durch eine Drehung oder eine neutralisierende Haltung wie die Knie-zur-Brust-Position (Seite 118) oder die Haltung des Kindes (Seite 116) entlasten.

> **Beispielplan für eine Sequenz**
> 1. Meditation/Atemübung
> 2. Mobilisation
> 3. Sonnengrüße zum Aufwärmen
> 4. Standhaltungen
> 5. Stützpositionen/sanfte Rückbeugen in Bauchlage
> 6. Twists/neutralisierende Haltungen
> 7. Sitzende Vorbeugen/ Hüftöffner
> 8. Abschlusssequenz: Knie-zur-Brust-Position – Krokodil – Unterstützter Schulterstand – Endentspannung

6. Jetzt folgen sitzende Hüftbeuger und Vorbeugen, die dein System langsam runterfahren.
7. Abschließend kannst du die kurze Variante der Abschlusssequenz üben: Knie-zur-Brust-Position (Seite 118) – Krokodil (Seite 98) – Endentspannung (Seite 126).

Wichtig: Als Anfänger bitte nicht gleich anfangen zu experimentieren. Taste dich zuerst einmal langsam an die Asanas und die unterschiedlichen Varianten heran. Starte dann mit den Beispielflows, bis du mit den Übungen vertraut bist und eine gewisse Routine aufgebaut hast.

Asanakategorien

Zur Übersicht und zum besseren Verständnis der Asanas werden diese ihren Eigenschaften entsprechend in unterschiedliche Gruppen eingeteilt. Manche Asanas vereinen mehrere Eigenschaften in sich, wie beispielsweise die Pyramide (Seite 46), die einerseits eine Standposition ist, gleichzeitig aber auch die Qualitäten einer Vorbeuge in sich trägt. Oder das gedrehte Dreieck (Seite 44), das Standhaltung und Drehung in einem ist.

Standhaltungen

In den Standhaltungen bauen wir unser Fundament, unsere Basis auf. Das Prinzip von Stabilität und Leichtigkeit, das auch in allen anderen Positionen angestrebt wird, kannst du hier besonders deutlich wahrnehmen. Auch die bewusste Längsspannung der Wirbelsäule kannst du in den stehenden Haltungen gut erfahren. Standhaltungen kräftigen vor allem die Fuß- und Beinmuskulatur sowie den Rumpf und bringen den Blutkreislauf in Bewegung. Sie haben eine erdende und stabilisierende Wirkung und fördern deine Zuversicht, da du fest mit dem Boden verwurzelt bist. Gleichzeitig schulen Standhaltungen dein Gleichgewicht und stärken deine Konzentration.

Stützpositionen

Stützende Positionen kräftigen und mobilisieren in erster Linie Handgelenke und Schultern und stärken die Körpermitte. Du brauchst Kraft, Durchhaltevermögen und vor allem auch Konzentration, um dich in der Position halten zu können. Der gesamte Körper wird gekräftigt und Hitze erzeugt. Überstrecke deine Ellenbogengelenke nicht, richte deine Schultern immer gut über den Handgelenken aus, zentriere deine Schultergelenke und rotiere die Oberarme von innen nach außen, um die Kraftübertragung über die Schulterblätter zu gewährleisten.

Rückbeugen

Rückbeugen öffnen die Vorderseite des Körpers, machen wach und beleben. Du öffnest deinen Herzraum, was den Atem intensiviert, aber auch Freude und Leichtigkeit hervorruft. Achte bei Rückbeugen immer darauf, dich aus der Brustwirbelsäule nach vorn zu öffnen und nicht im Nacken oder im unteren Rücken einzuknicken. Ziehe den Nabel nach innen und oben und aktiviere die Rückenmuskulatur. Gehe in eine Beuge, nicht in einen Knick.

Drehungen

Drehungen sind herrlich, um die Wirbelsäule nach intensiven Vor- oder Rückbeugen zu neutralisieren. Sie wirken entgiftend und lösen Verspannungen entlang der Wirbelsäule auf. Verwurzle dich vor jeder Drehung gut im Boden und nutze die Einatmung, um Länge zu schaffen, und die Ausatmung, um in die Drehung zu kommen. Vor allem das Krokodil (Seite 98) ist perfekt, wenn du nach einem langen Tag etwas Erholung brauchst: 3 Minuten auf jeder Seite üben.

Vorbeugen

Vorbeugen dehnen die gesamte Rückseite des Körpers und wirken beruhigend auf das Nervensystem. Sie wirken entspannend, erdend und fördern das Loslassen. Während die Rückseite gedehnt wird, ist die Vorderseite aktiv: Die vordere Oberschenkelmuskulatur ist angeschaltet, das Brustbein schiebt vor. So können der untere Rücken, das Becken und die Leisten geöffnet und gedehnt werden. Lass dir Zeit, um in die Vorbeuge zu kommen. Nicht mit Gewalt nach vorn zerren, sondern den Körper langsam an die Position heranführen.

Hüftöffner

Hüftöffner lösen Anspannungen und entlasten wie die Vorbeugen das Becken, den unteren Rücken und die Leisten. Vor allem, wenn du viel sitzt, sind Hüftöffner die reinste Wohltat. Sie haben eine beruhigende und entspannende Wirkung. Auch viele der stehenden Übungen, wie u. a. der hohe Ausfallschritt (Seite 32), sind Hüftöffner und eine tolle Vorbereitung für die sitzenden Varianten.

Umkehrpositionen

Bei den Umkehrpositionen liegt der Kopf tiefer als das Herz. Dadurch wird der Blutfluss umgedreht, was vor allem das Herz entlastet und für mehr Sauerstoff im Kopf sorgt. Auf mentaler Ebene helfen Umkehrpositionen dabei, mal die Perspektive zu wechseln und einen anderen Blickwinkel einzunehmen, was gerade bei eingefahrenen Situationen hilfreich sein kann. Der unterstützte Schulterstand (Seite 104) ist der perfekte Abschluss jeder Sequenz. Davor oder danach am besten noch das Krokodil (Seite 98) einbauen.

Neutralisierende Positionen

Die neutralisierenden Positionen wirken ausgleichend zwischen intensiven Vor- und Rückbeugen, vor allem das Boot (Seite 106) und der Tisch (Seite 108), der besonders nach der sitzenden Vorbeuge (Seite 70) zu empfehlen ist. Das Tor (Seite 110) ist eher zur Mobilisation geeignet bzw. um die Flanken zu öffnen und um die Schultern und Handgelenke aufzuwärmen. Die Positionen wie Katze (Seite 112) und Kuh (Seite 114) mobilisieren in erster Linie die Wirbelsäule, stärken die Rückenmuskulatur, Schultern und Handgelenke und bereiten auf intensivere Asanas vor. Bei Rückenproblemen kannst du im Sonnengruß das Brett durch die Katze (Seite 112) und die Kobra durch die Kuh (Seite 114) ersetzen.

Sitzpositionen

In den sitzenden Positionen kommst du zur Ruhe, kannst dich hervorragend im Boden verwurzeln und die Wirbelsäule in ihrer Länge wahrnehmen. Die Sitzpositionen sind ideal, um die Sequenz zu beginnen und abzuschließen, da du hier gut in die Stille kommen und deinem Atem lauschen kannst. Außerdem sind sie die Ausgangspositionen für Atemübungen und Meditation.

Savasana – bitte nie ausfallen lassen!

In der Endentspannung (Savasana, Seite 126) kann dein gesamtes System entspannen und loslassen. Die Wirkungen der vorherigen Asanas können nachklingen, Stresshormone werden abgebaut und der Geist wird runtergefahren. Regeneration auf allen Ebenen also.

1. Aufwärmen: Mobilisation der Wirbelsäule

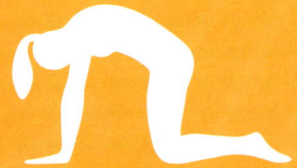

Die Mobilisation steht am Anfang jeder Sequenz und ist auf die jeweiligen Flows abgestimmt, kann aber auch als einzelne Sequenz geübt werden, um deinen Schulterbereich und die Wirbelsäule zu entspannen und geschmeidig zu halten.

Dauer: 3–5 Minuten

Halten: 3–5 Atemzüge

Wiederholungen: 3–10 × Katze – Kuh im Wechsel, 3 × Halbe Vorbeuge und Vorbeuge im Wechsel

Tipp: Hast du nur wenig Zeit, kannst du einfach einige Runden Katze – Kuh im dynamischen Wechsel üben. Das mobilisiert die Wirbelsäule und löst Verspannungen im Schulterbereich.

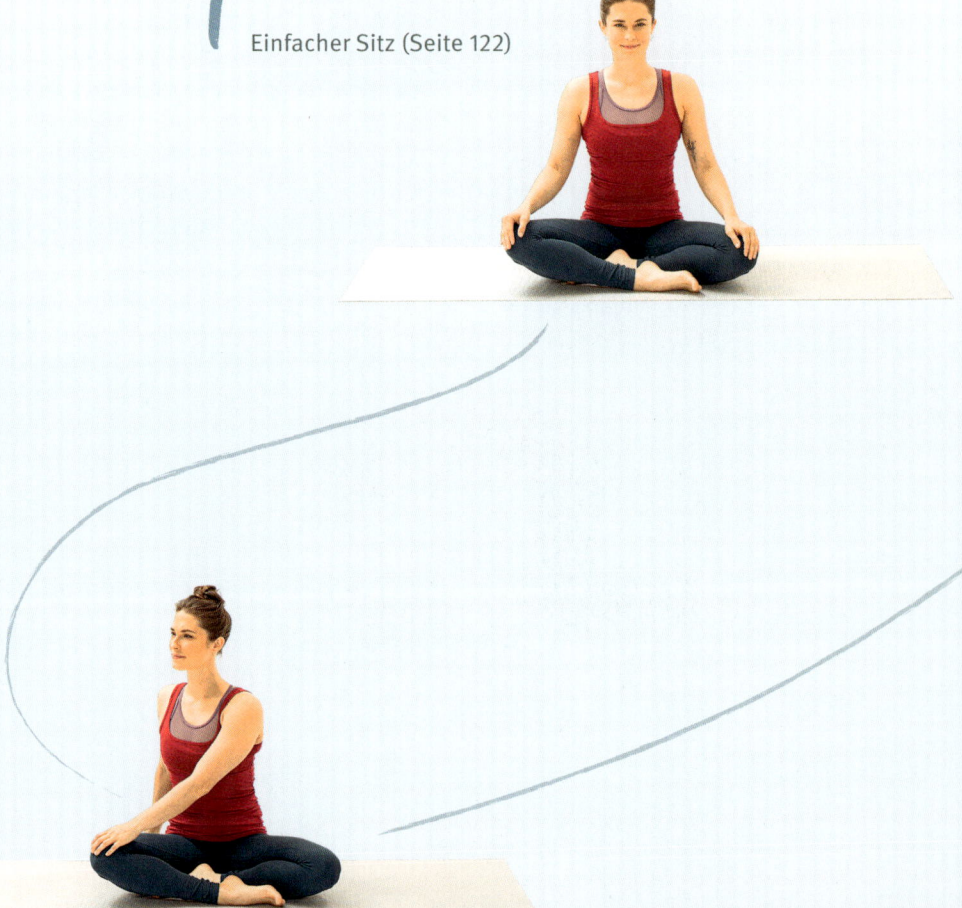

1 Einfacher Sitz (Seite 122)

2 Einfacher Sitz, Variante 1 (Seite 122)

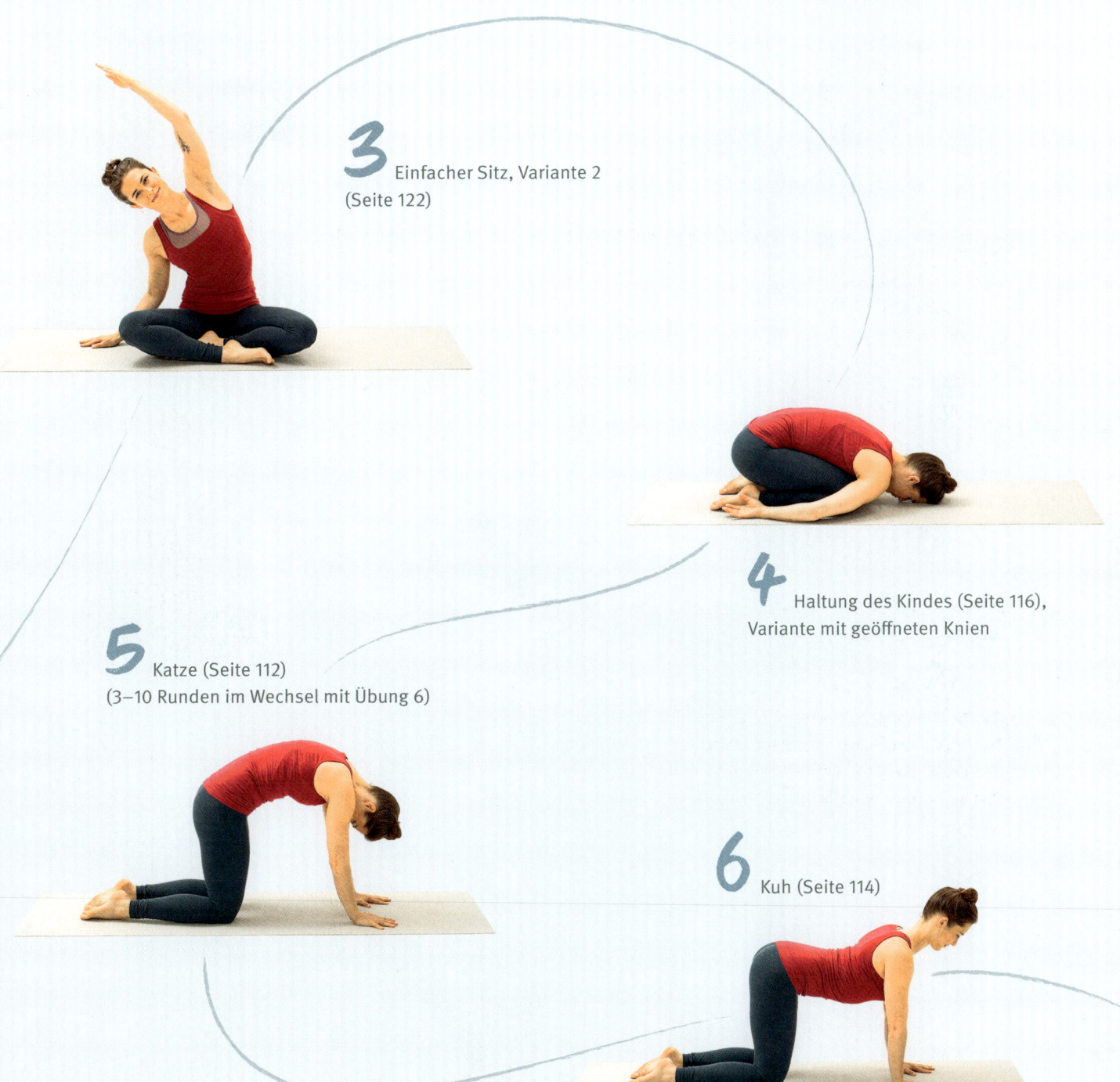

3 Einfacher Sitz, Variante 2 (Seite 122)

4 Haltung des Kindes (Seite 116), Variante mit geöffneten Knien

5 Katze (Seite 112) (3–10 Runden im Wechsel mit Übung 6)

6 Kuh (Seite 114)

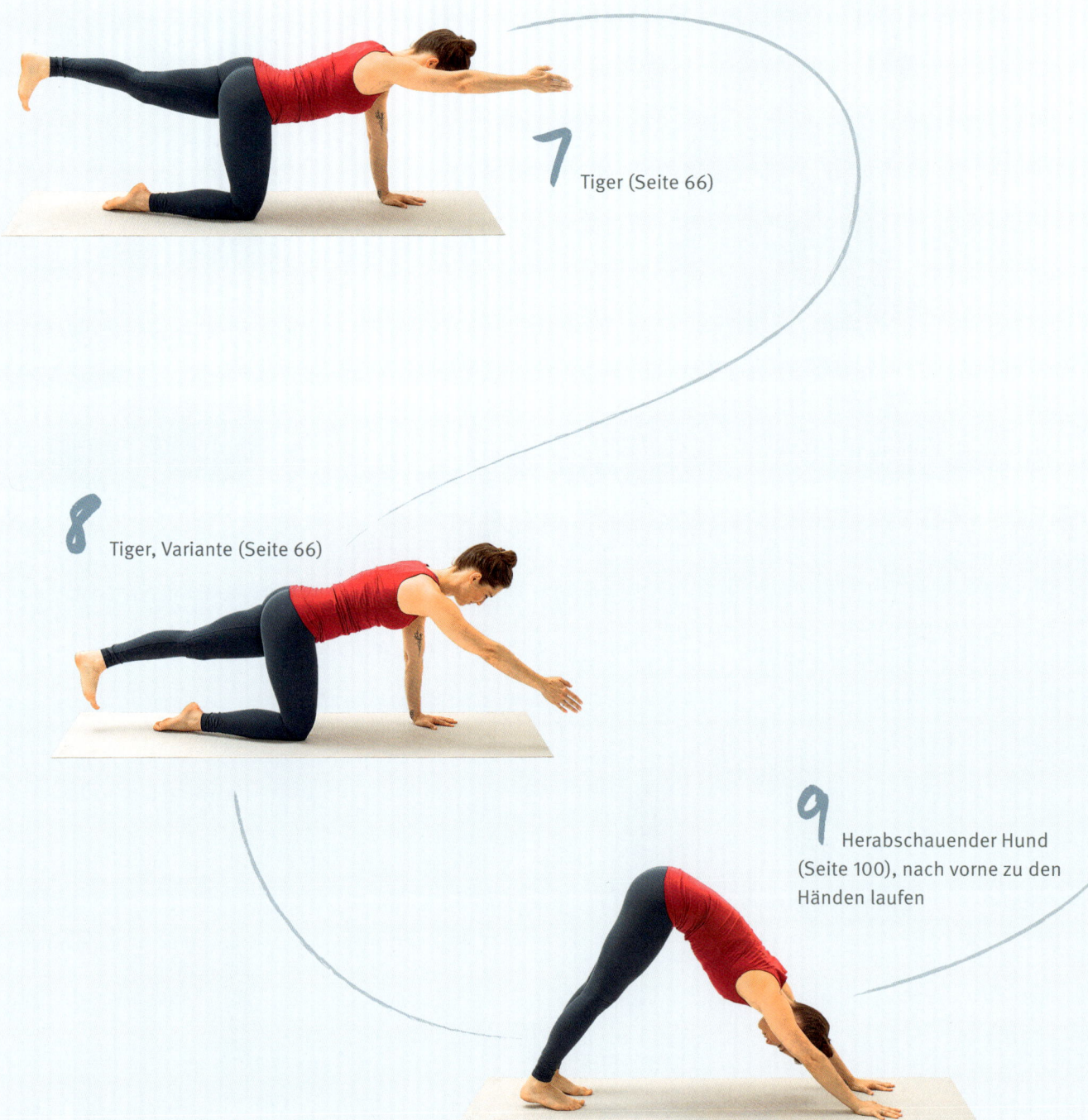

7 Tiger (Seite 66)

8 Tiger, Variante (Seite 66)

9 Herabschauender Hund (Seite 100), nach vorne zu den Händen laufen

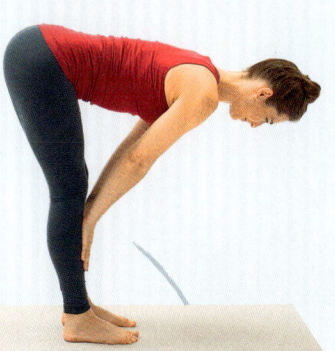

10 Halbe stehende Vorbeuge
(Seite 24)

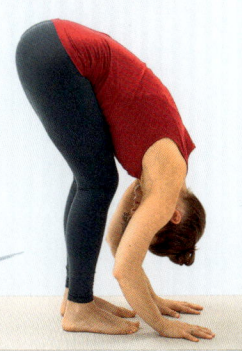

11 Stehende Vorbeuge
(Seite 22) (3 × im Wechsel mit
Übung 10), dann einatmend nach
oben aufrichten

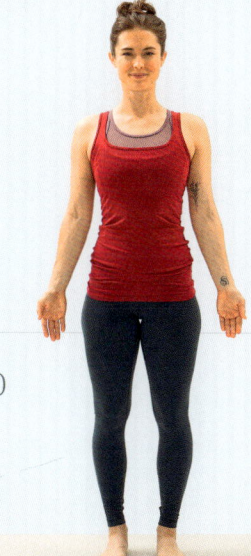

12 Berg (Seite 18)

2. Durchstarten: Sonnengruss mit Varianten

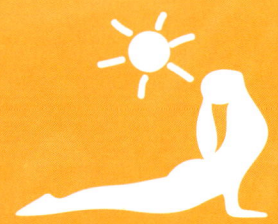

Diese Abfolge von Asanas kann wunderbar für sich alleine oder zum Aufwärmen der Muskulatur vor den anderen Flows geübt werden, da alle großen Muskelgruppen gekräftigt und gedehnt werden. Vor allem morgens ist die Sequenz ideal, um den Kreislauf in Schwung zu bringen.

Dauer: 5–10 Minuten

Wiederholungen: 3–5 Runden

Halten: Jede Ein- und jede Ausatmung ist eine Position, nur den herabschauenden Hund 5 Atemzüge lang halten.

Tipp: Mit dem Sonnengruß lassen sich die einzelnen Positionen hervorragend zu einer fließenden Sequenz verbinden. Wenn du den Sonnengruß erweitern möchtest, kannst du den Berg durch den Stuhl ersetzen und nach dem ersten herabschauenden Hund einen Krieger 1 auf jeder Seite einfügen.

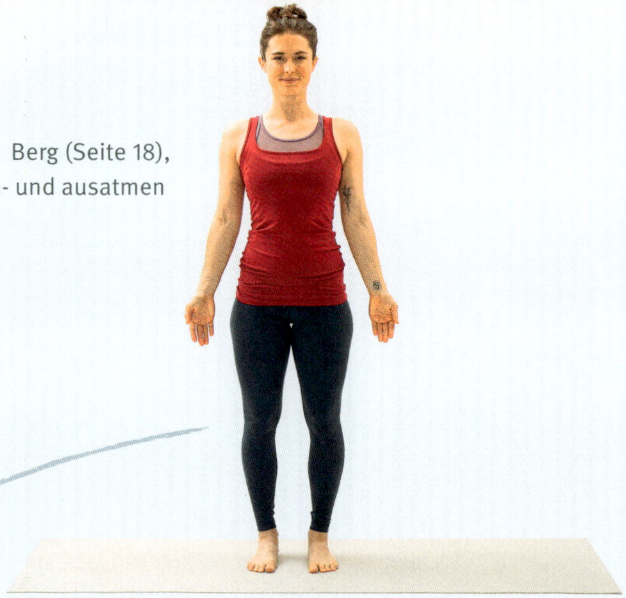

1 Berg (Seite 18), ein- und ausatmen

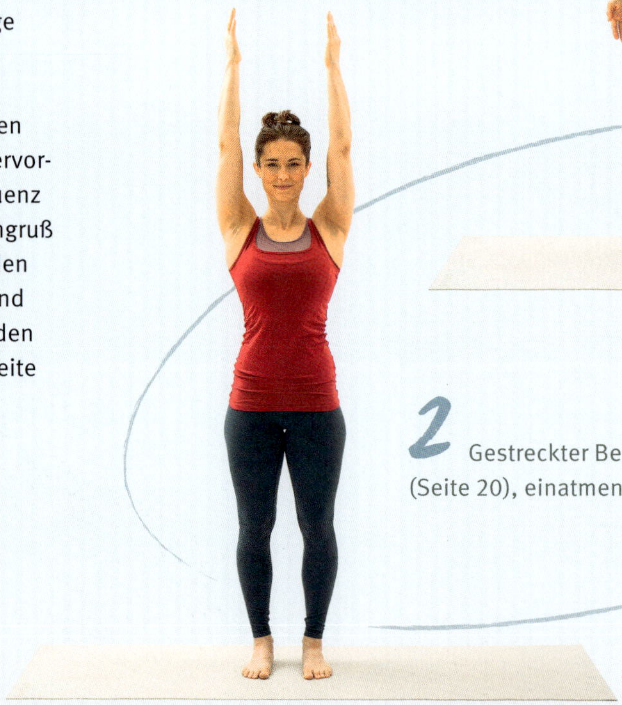

2 Gestreckter Berg (Seite 20), einatmen

3 Stehende Vorbeuge (Seite 22), ausatmen

4 Halbe stehende Vorbeuge (Seite 24), einatmen

5 Hohe Planke (Seite 58), ausatmend zurücktreten, einatmend halten

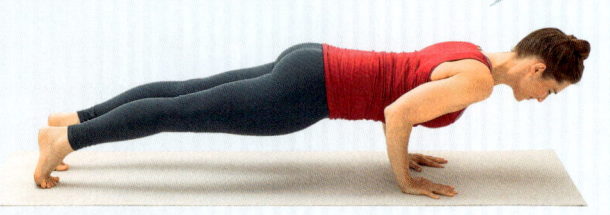

6 Brett (Seite 62), ausatmen. Bei Bedarf die Knie ablegen

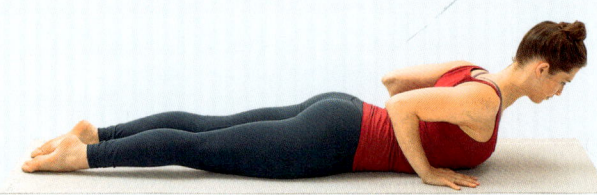

7 Kobra (Seite 86), einatmend aufrichten

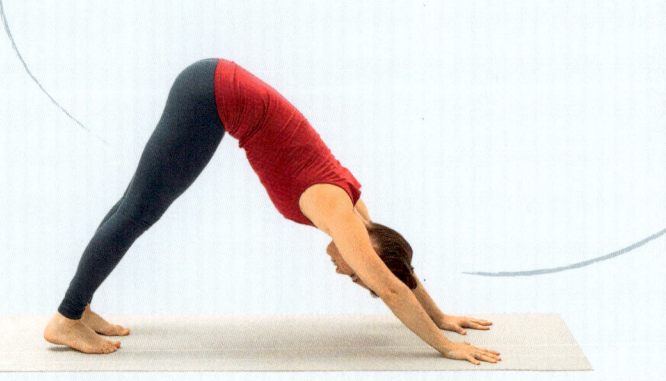

8 Herabschauender Hund (Seite 100), ausatmend hineinschieben, 5 Atemzüge halten

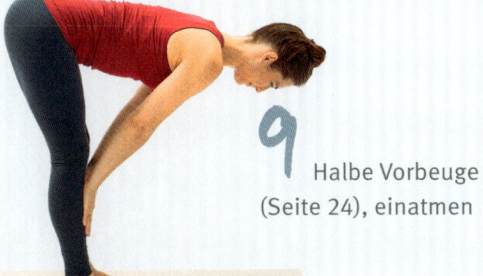

9 Halbe Vorbeuge
(Seite 24), einatmen

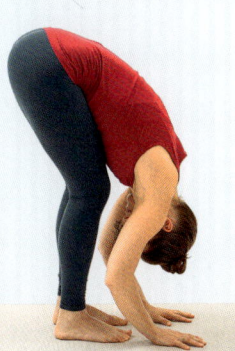

10 Stehende Vorbeuge
(Seite 22), ausatmen

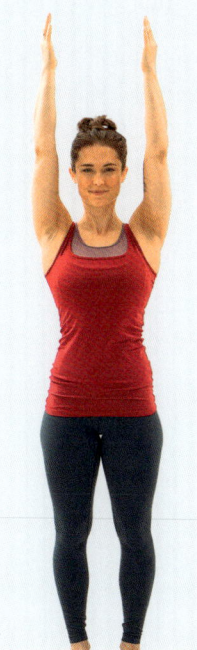

11 Gestreckter Berg
(Seite 20), einatmen

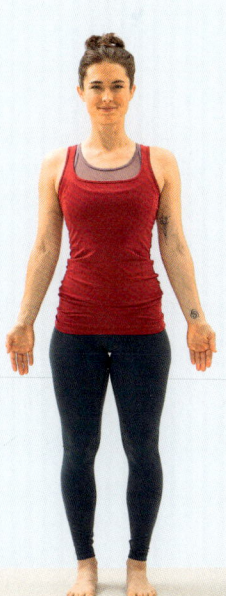

12 Berg (Seite 18),
ausatmen

3. Neue Kraft voraus: Energie tanken

Keine Lust auf gar nichts? Um wieder in Schwung zu kommen, reicht oft bereits etwas Bewegung: Die Rückbeugen wie Kobra und der Bogen öffnen die Vorderseite des Körpers, die Standpositionen stärken die Beine und den Rumpf. Beides sorgt für eine extra Ladung Energie, Mut und Zuversicht.

Dauer: 15–30 Minuten

Halten: 3–8 Atemzüge pro Asana

Wiederholungen: 3 × Kobra, 2–3 × Bogen

Tipp: Richte dich bei den Rückbeugen (10–11) aus der Brustwirbelsäule heraus auf und halte den unteren Rücken stabil (Nabel nach innen ziehen). Der Bogen (11) ist eine sehr intensive Rückbeuge. Ist die Übung für Schultern und unteren Rücken zu viel, übe stattdessen die Heuschrecke (Seite 90).

1 Mobilisation (Seite 136)

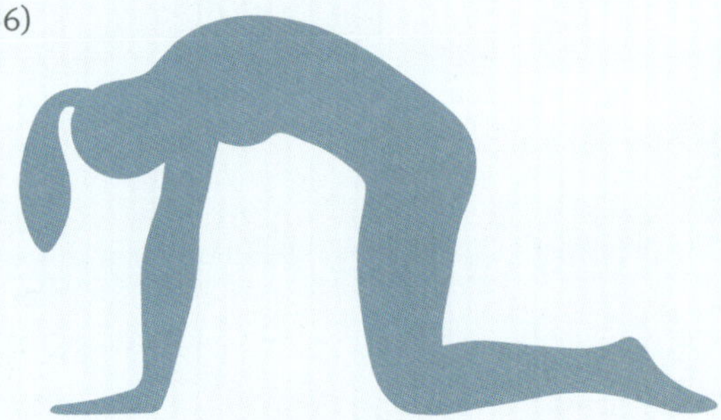

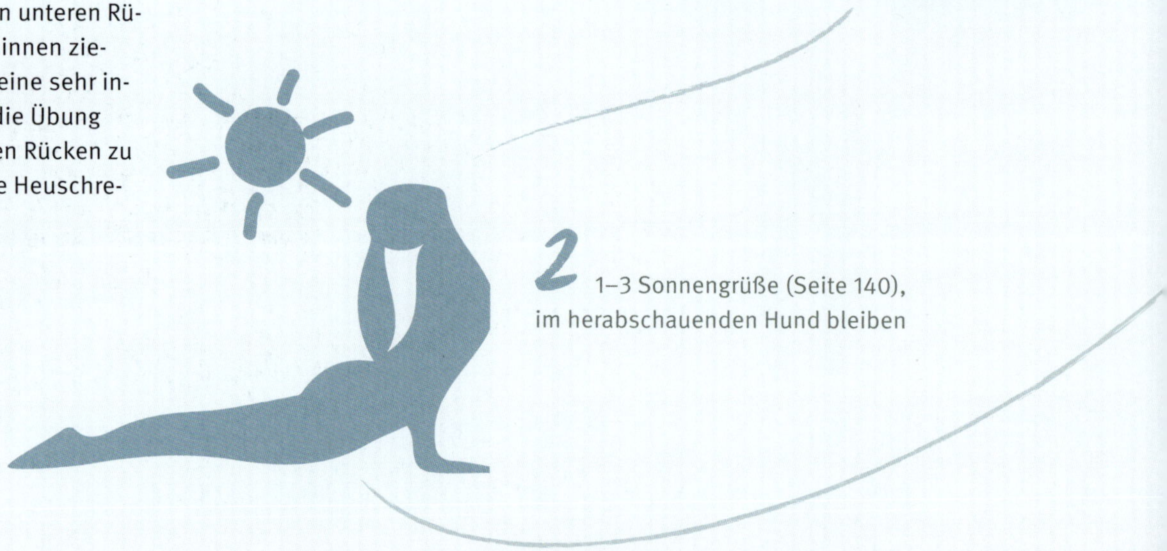

2 1–3 Sonnengrüße (Seite 140), im herabschauenden Hund bleiben

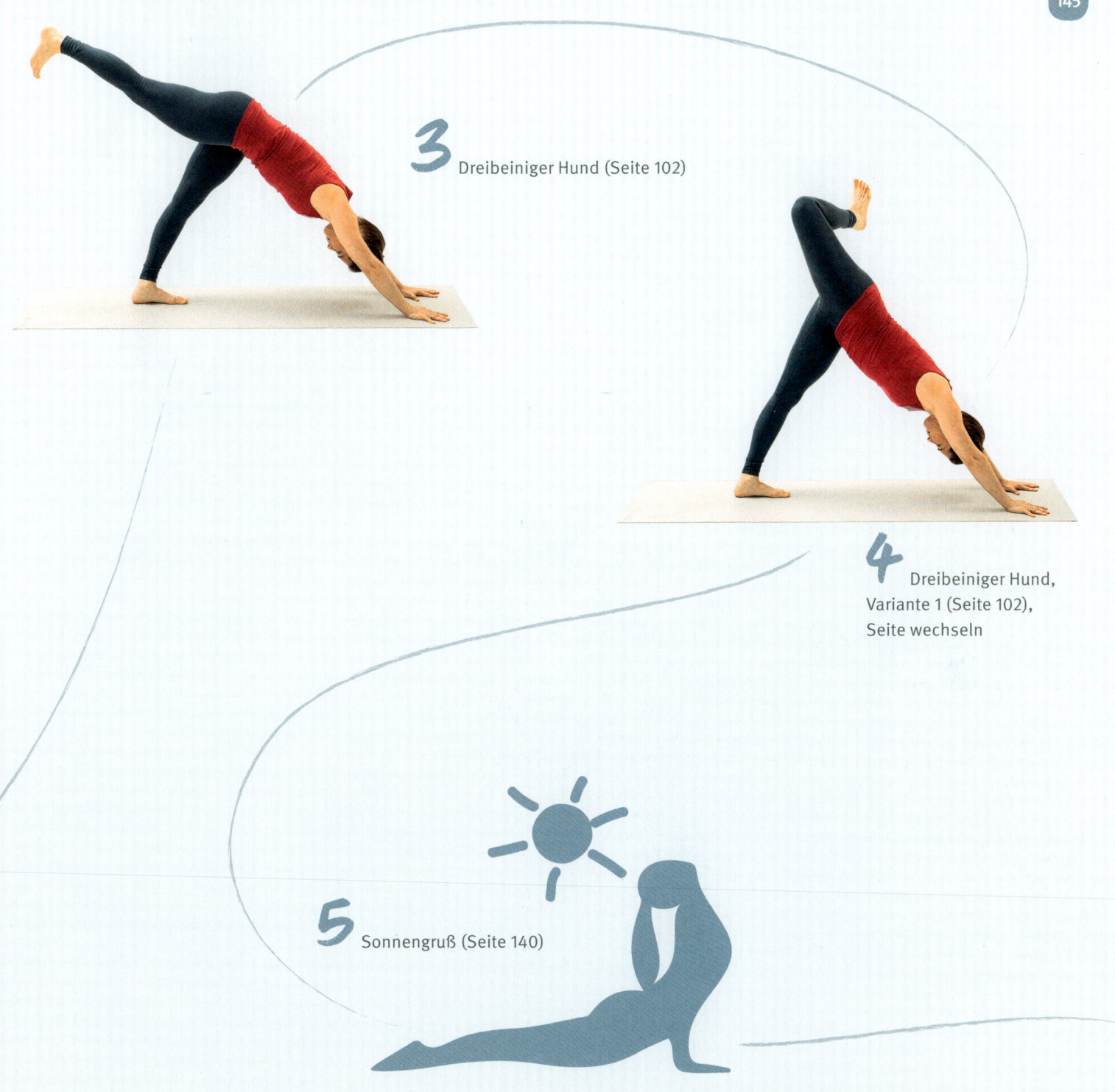

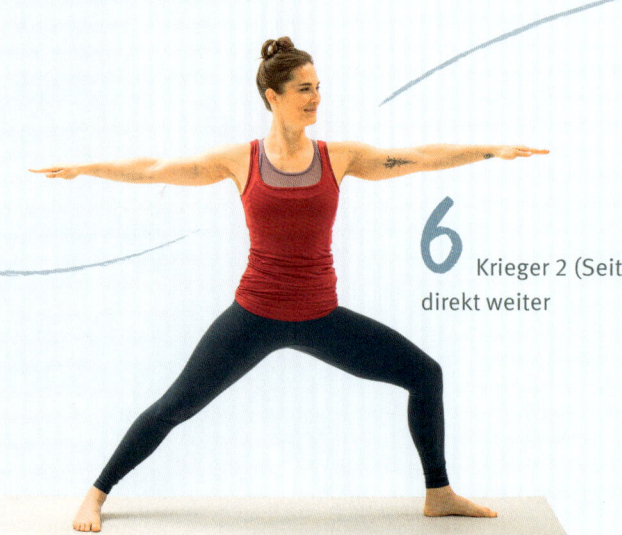

6 Krieger 2 (Seite 36), direkt weiter

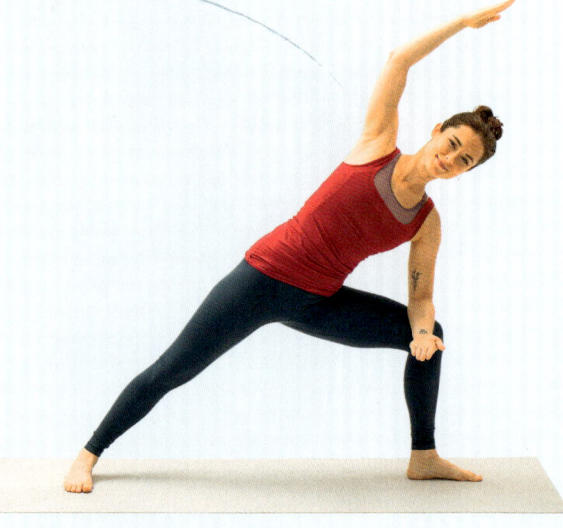

7 Geöffneter Seitwinkel (Seite 50), direkt weiter

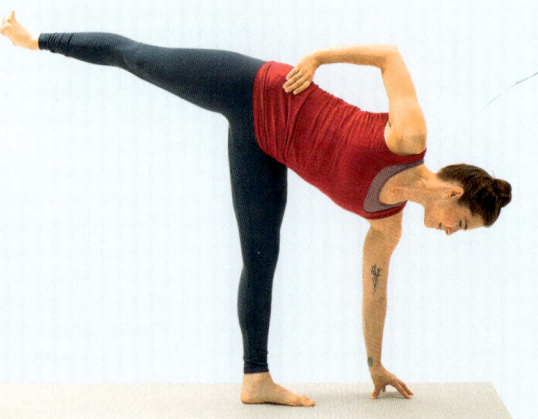

8 Halbmond (Seite 56), dann Übungen 6–8 auf der anderen Seite üben

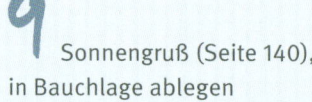

9 Sonnengruß (Seite 140), in Bauchlage ablegen

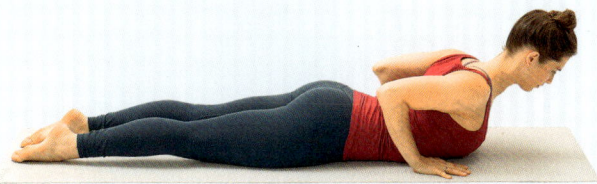

10 Kobra (Seite 86): 3 Wiederholungen à 3–5 Atemzüge, in Bauchlage entspannen

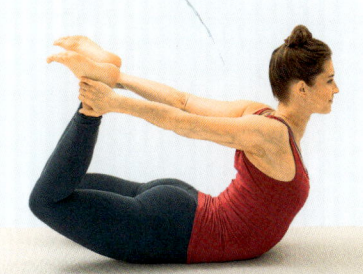

11 Bogen (Seite 92), 2–3 Wiederholungen, in Bauchlage entspannen

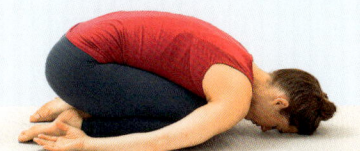

12 Haltung des Kindes (Seite 116), auf den Rücken rollen

13 Abschlusssequenz (Seite 172)

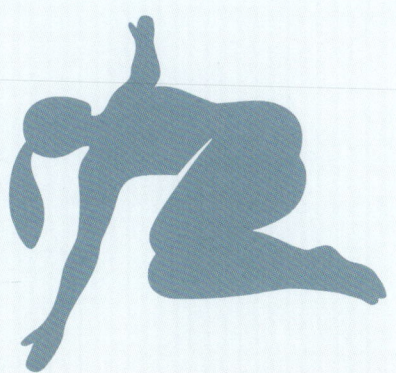

4. Goodbye, Stress: Schultern und Rücken stärken und entspannen

In stressigen, herausfordernden Phasen setzen sich die ganze Anstrengung und Anspannung oft im Nacken- und Schulterbereich fest. Diese Sequenz lockert nicht nur die verspannte Nacken- und Schultermuskulatur auf, sondern stärkt die betroffene Rumpf- und Rückenmuskulatur.

Dauer: 20–30 Minuten

Halten: 3–8 Atemzüge pro Asana

Wiederholungen: Katze – Kuh 5 ×

Tipp: Mit den Seitbeugen, die die Flanken dehnen, sowie den Rückbeugen und Drehungen machst du deine Wirbelsäule geschmeidig und löst Verspannungen auf.

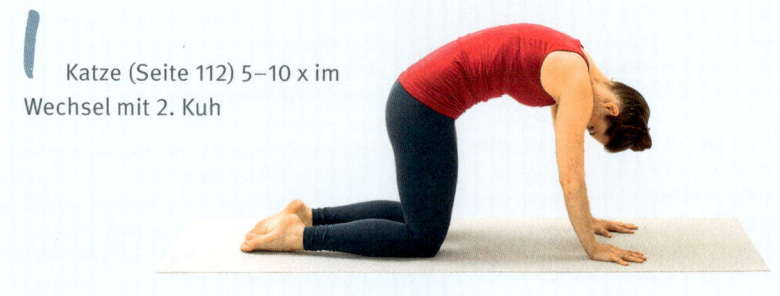

1 Katze (Seite 112) 5–10 x im Wechsel mit 2. Kuh

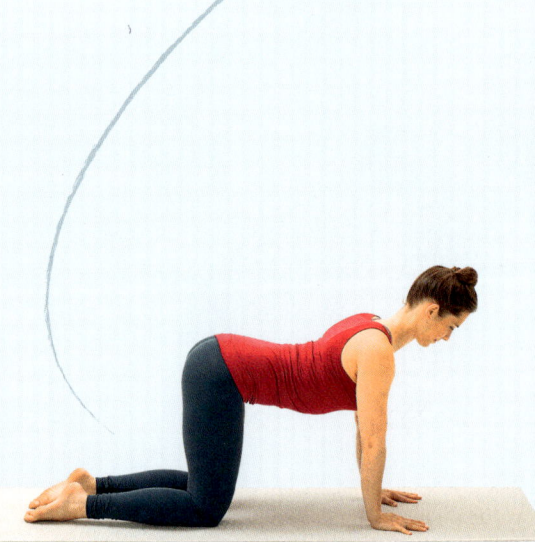

2 Kuh (Seite 114)

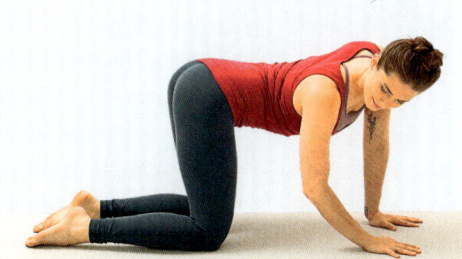

3 Katze, Variante (Räkeln)
(Seite 112): 1–3 Minuten

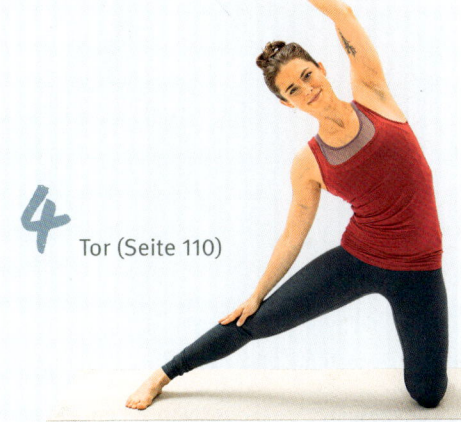

4 Tor (Seite 110)

5 Tor, Variante
(Seite 110): beide Positionen auf einer Seite üben,
dann Seite wechseln

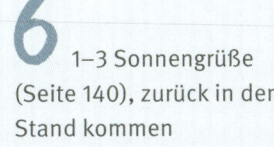

6 1–3 Sonnengrüße
(Seite 140), zurück in den
Stand kommen

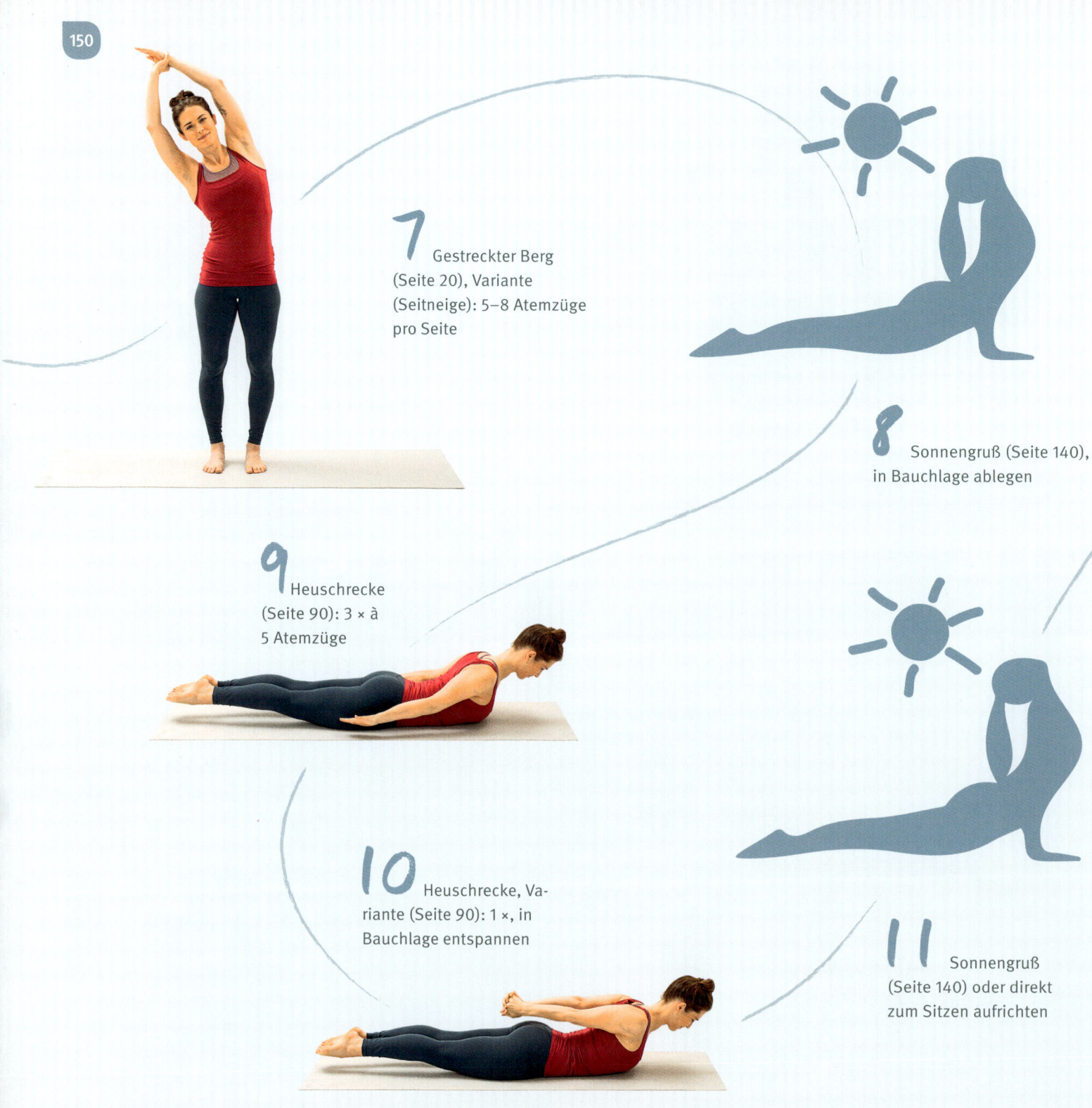

7 Gestreckter Berg (Seite 20), Variante (Seitneige): 5–8 Atemzüge pro Seite

8 Sonnengruß (Seite 140), in Bauchlage ablegen

9 Heuschrecke (Seite 90): 3 × à 5 Atemzüge

10 Heuschrecke, Variante (Seite 90): 1 ×, in Bauchlage entspannen

11 Sonnengruß (Seite 140) oder direkt zum Sitzen aufrichten

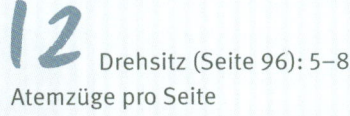

12 Drehsitz (Seite 96): 5–8 Atemzüge pro Seite

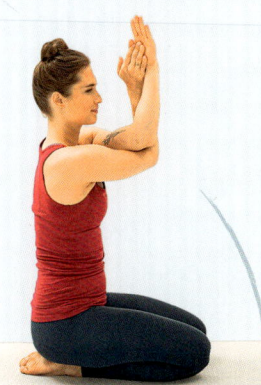

13 Fersensitz (Seite 124) mit Armhaltung vom Adler (Seite 52), Seite wechseln

14 Sitzende weite Grätsche (Seite 74), Variante (Seitneige), Seite wechseln

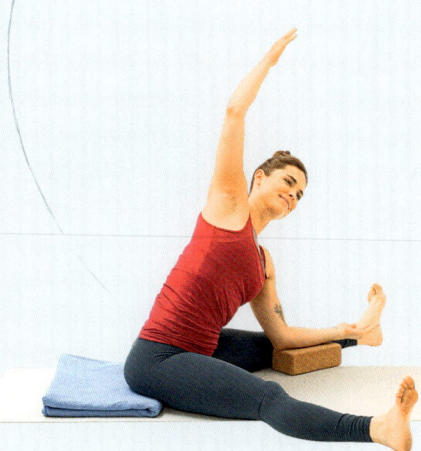

15 Abschlusssequenz (Seite 172)

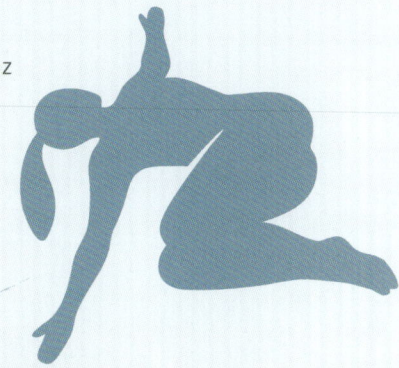

5. Kraft und Zuversicht aufbauen: Selbstvertrauen stärken

Mutlos, erschöpft und fahrig? Mit den Standpositionen stärkst du deine Basis, baust Kraft und Selbstvertrauen auf. Vor allem die Krieger-Positionen lehren, Haltung einzunehmen, mutig und gelassen zu bleiben. Vorbeugen lenken den Blick nach innen und somit aufs Wesentliche.

Dauer: 15–20 Minuten

Halten: 3–8 Atemzüge pro Asana

Wiederholungen: Sitzende Vorbeuge 3 × 5 Atemzüge

Tipp: Strecke im Krieger 3 die Arme lang nach vorne aus (Variante). Dadurch wird der Core-Bereich besonders intensiv angesprochen. Wichtig: nicht die Schultern dabei hochziehen!

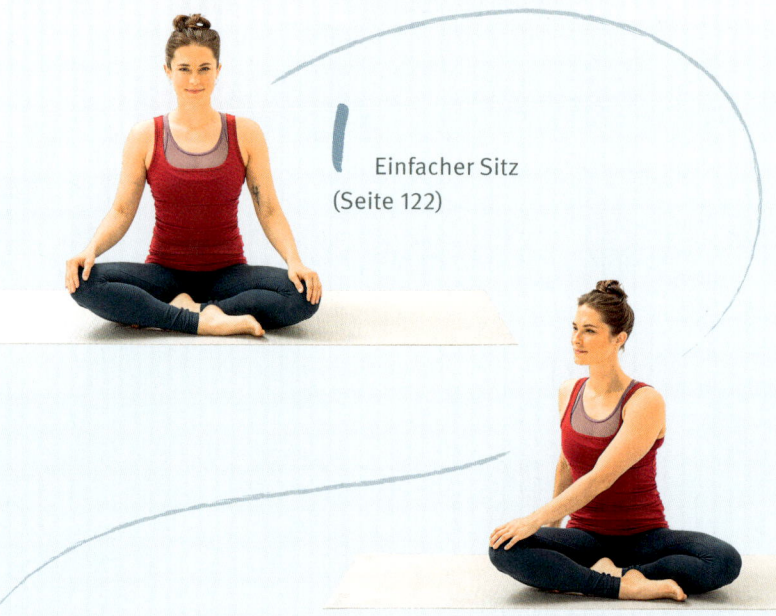

1 Einfacher Sitz (Seite 122)

2 Einfacher Sitz, Variante 1 Drehung (Seite 122)

3 Einfacher Sitz, Variante 2 Seitneige (Seite 122)

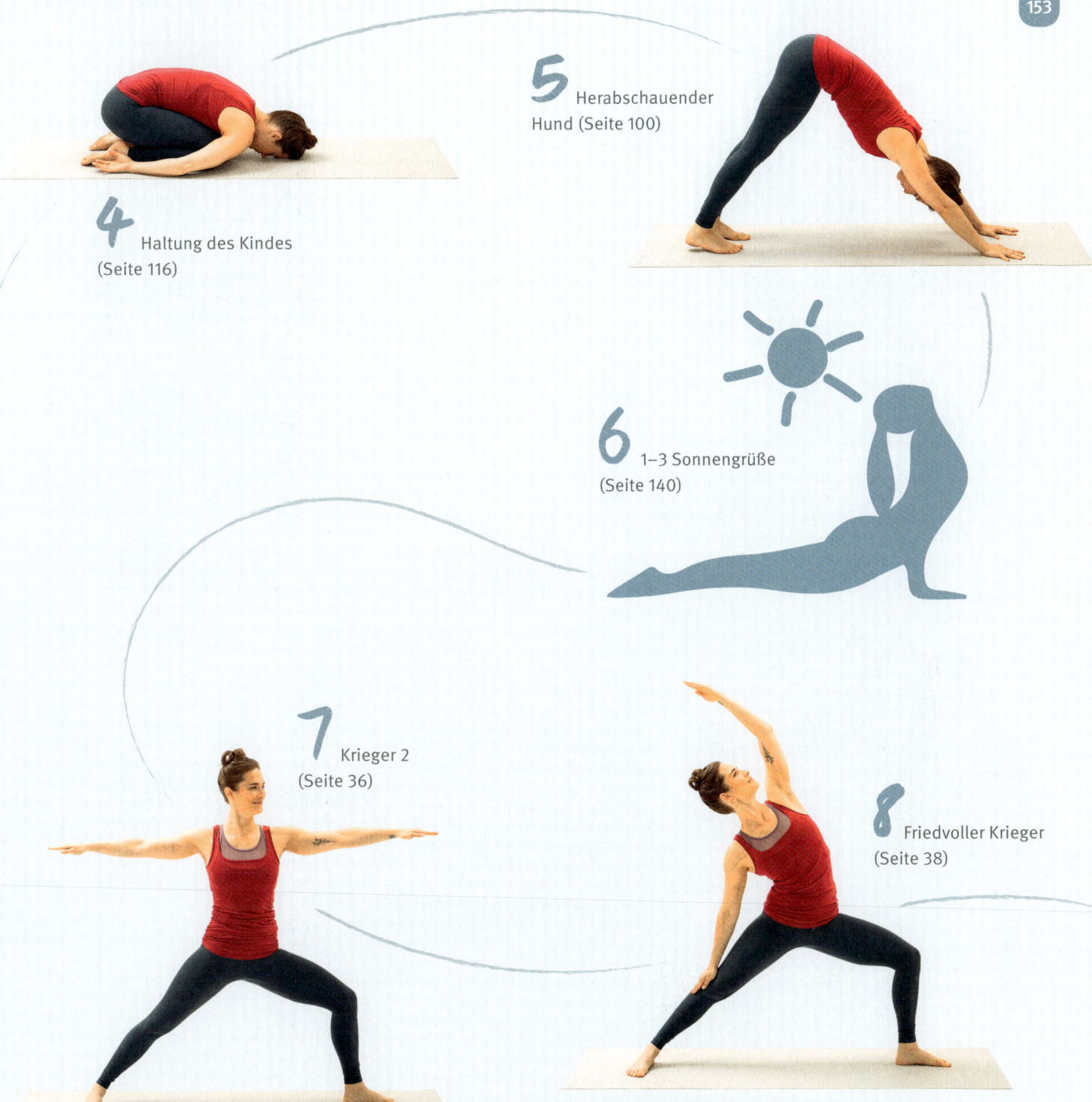

9 Ausgestrecktes Dreieck (Seite 42), dann Übungen 7–9 mit links ausführen

10 Sonnengruß (Seite 140)

11 Baum (Seite 26), Seite wechseln

12 Krieger 3, Variante (Seite 40), Seite wechseln

13 Sonnengruß (Seite 140), zum Boden kommen

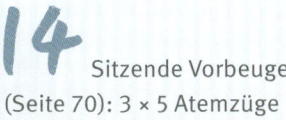

14 Sitzende Vorbeuge
(Seite 70): 3 × 5 Atemzüge

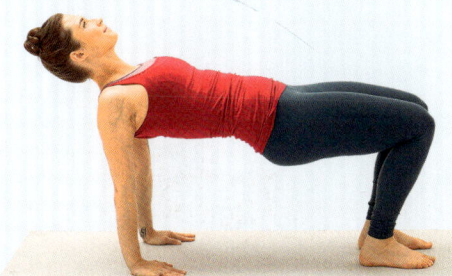

15 Tisch (Seite 108)

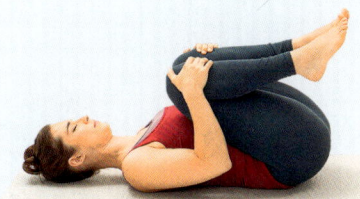

16 Knie-zur-Brust-Position
(Seite 118)

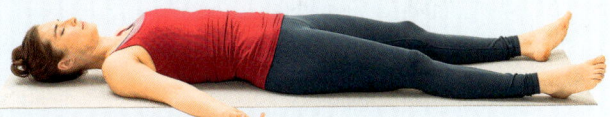

18 Endentspannung
(Seite 126)

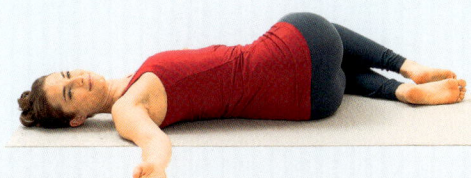

17 Krokodil (Seite 98)

6. Haltung zeigen: starke Mitte

Die Körpermitte steht im Yoga für dein inneres Feuer, dein Durchsetzungsvermögen. Hier zentriert sich die Energie, die Kraft, die nötig ist, um für dich selbst einzustehen und bei dir zu bleiben – gerade wenn das Außen an dir rüttelt und Widerstände auftauchen.

Dauer: 15–20 Minuten

Halten: 5–10 Atemzüge pro Asana

Wiederholungen: 5 × dreibeiniger Hund, 3 × 5 Atemzüge im Boot, 3 × dreibeiniger Hund, Variante 2

Tipp: Kannst du den dreibeinigen Hund noch nicht gut halten, komme einfach in den Vierfüßlerstand, ziehe von hier ausatmend das Knie zur Stirn und strecke es einatmend lang nach hinten aus.

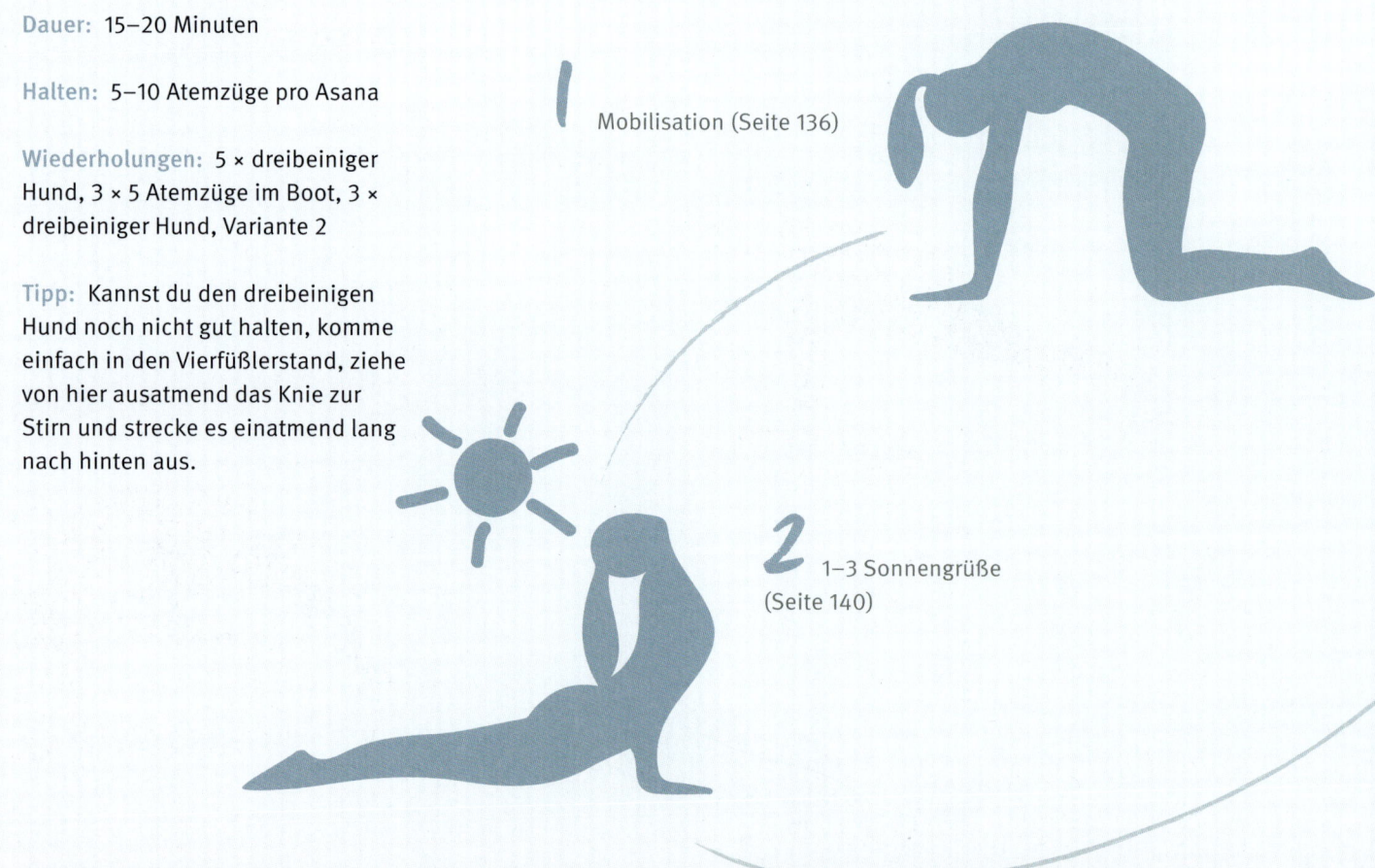

1 Mobilisation (Seite 136)

2 1–3 Sonnengrüße (Seite 140)

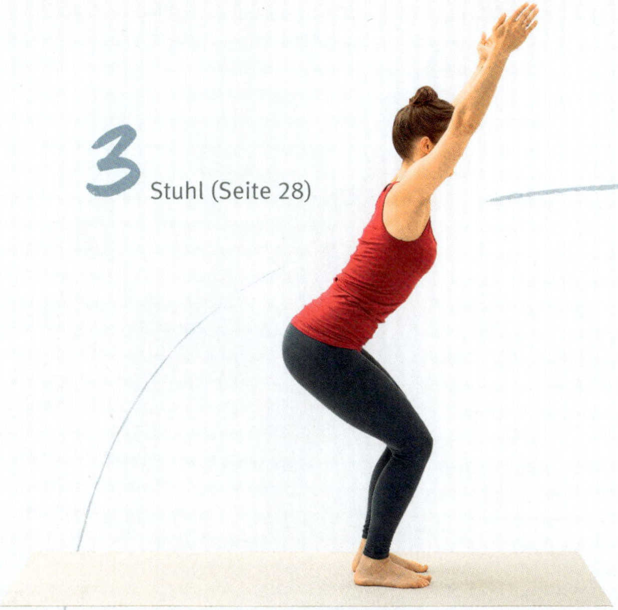

3 Stuhl (Seite 28)

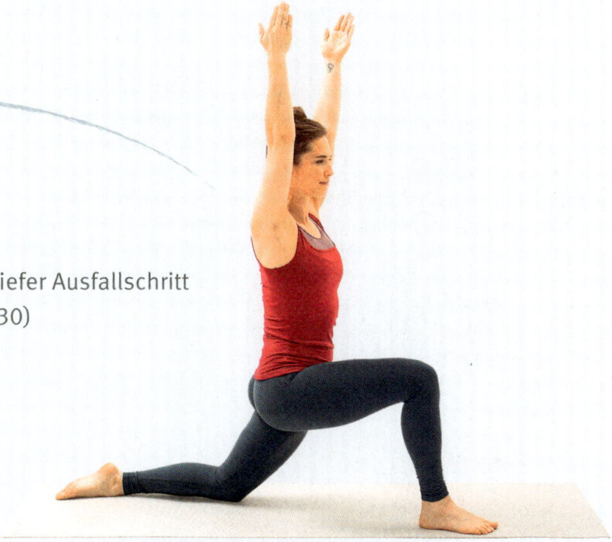

4 Tiefer Ausfallschritt (Seite 30)

5 Tiefer Ausfallschritt, Variante (Seite 30), erst Übungen 4–5 mit rechts üben, dann Seite wechseln

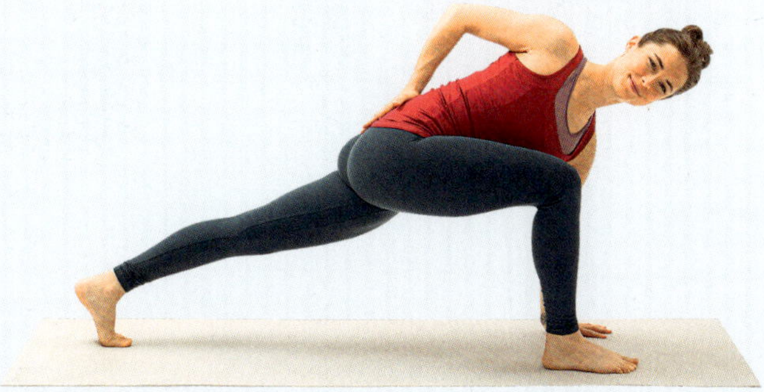

6 Dreibeiniger Hund, Variante 2 (Seite 102), 5 × vor und zurück, dann Seite wechseln

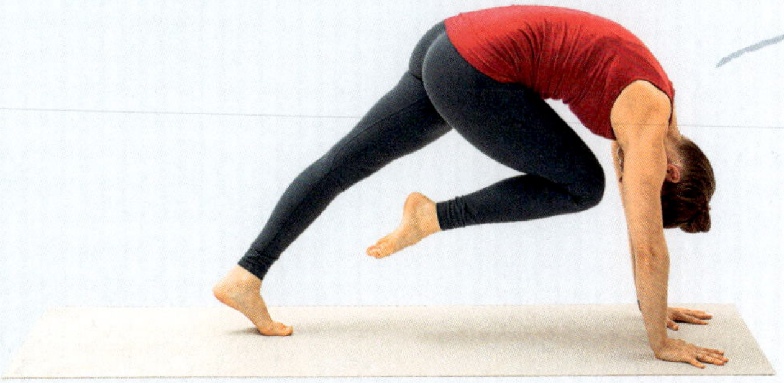

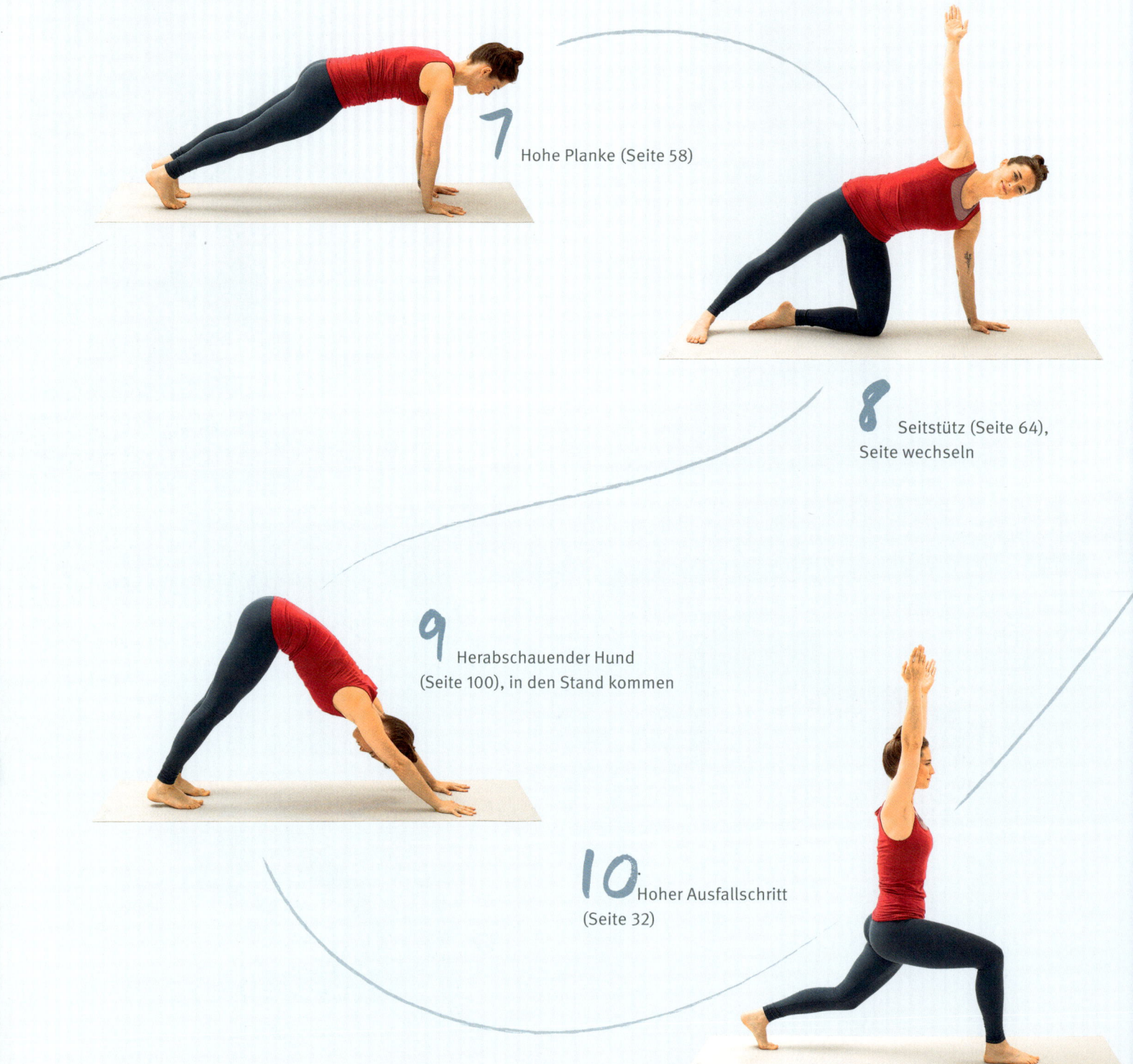

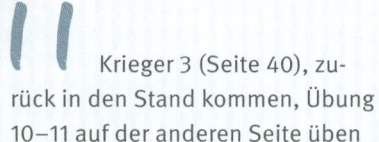

11 Krieger 3 (Seite 40), zurück in den Stand kommen, Übung 10–11 auf der anderen Seite üben

12 Sonnengruß (Seite 140), zum Sitzen kommen

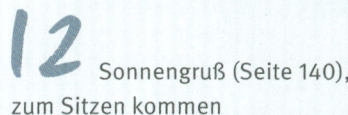

13 Boot (Seite 106), 3 Wiederholungen à 5 Atemzüge, Knie ranziehen und zurück auf den Rücken rollen

14 Abschlusssequenz (Seite 172)

7. Entgiftung und Entlastung: Ballast abwerfen

Manchmal ist einfach alles zu viel, der Kopf übervoll, Geist und Körper schreien bereits nach Entlastung. Die verschiedenen Drehungen helfen dabei, Überflüssiges und Angestautes loszulassen. Der Tänzer sorgt für Klarheit und Gelassenheit und dehnt die Vorderseite des Körpers.

Dauer: 15–20 Minuten

Halten: 5–10 Atemzüge pro Asana

Wiederholungen: Keine

Tipp: Die stehenden Positionen stärken und erden – vor allem die Stuhlposition bringt das innere Feuer wieder zum Lodern und hilft, überflüssigen Ballast loszulassen. Bringe in der Drehvariante des Stuhls Füße und Knie zusammen, so können die Knie nicht so leicht nach innen wegknicken.

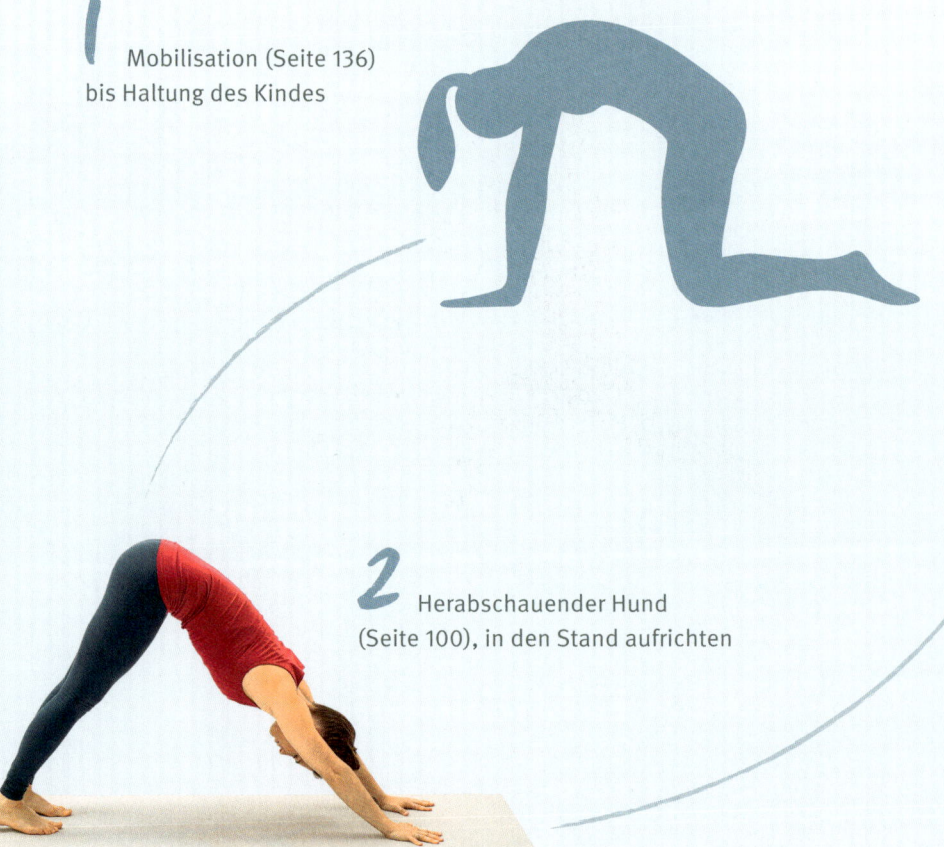

1 Mobilisation (Seite 136) bis Haltung des Kindes

2 Herabschauender Hund (Seite 100), in den Stand aufrichten

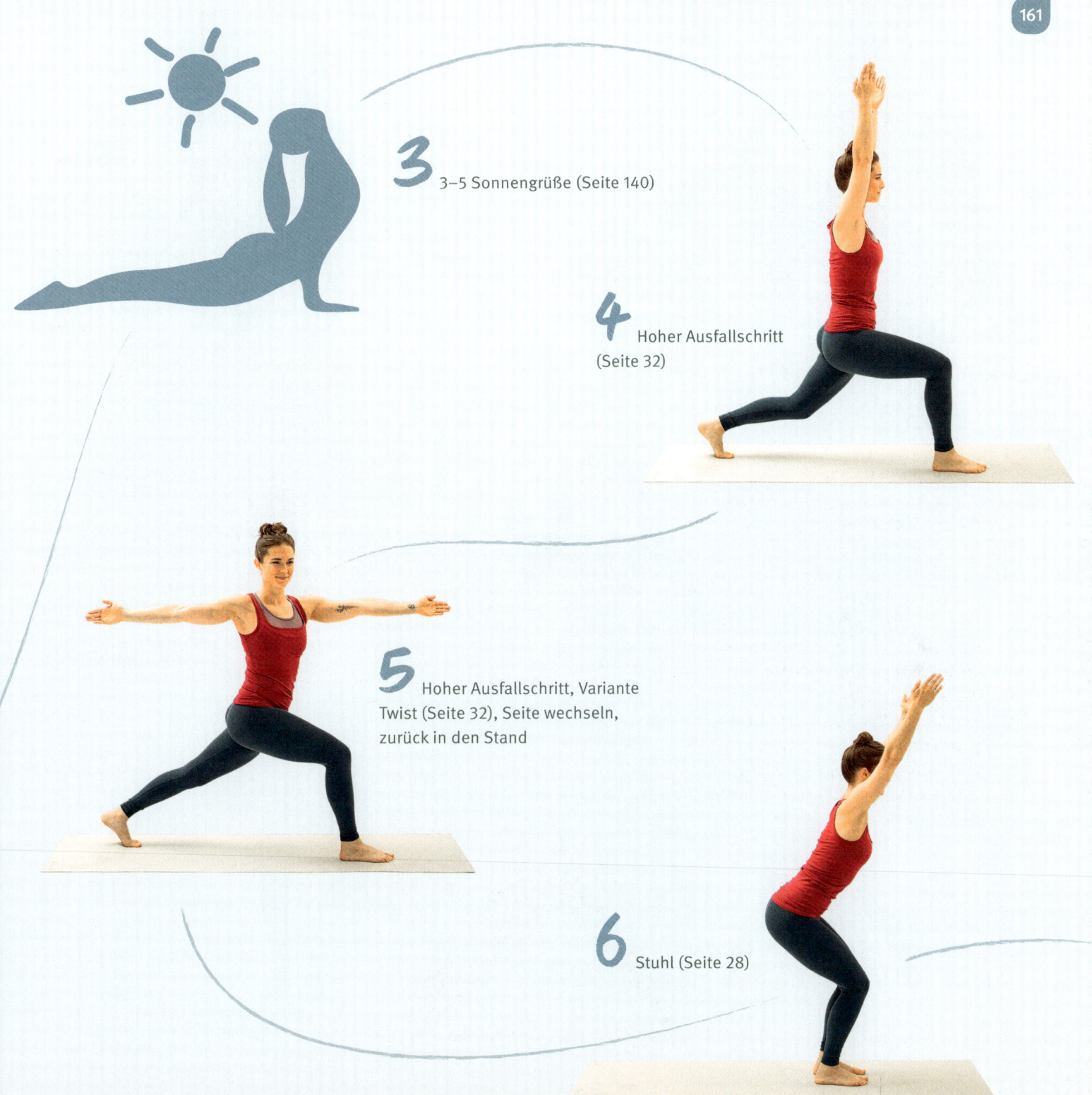

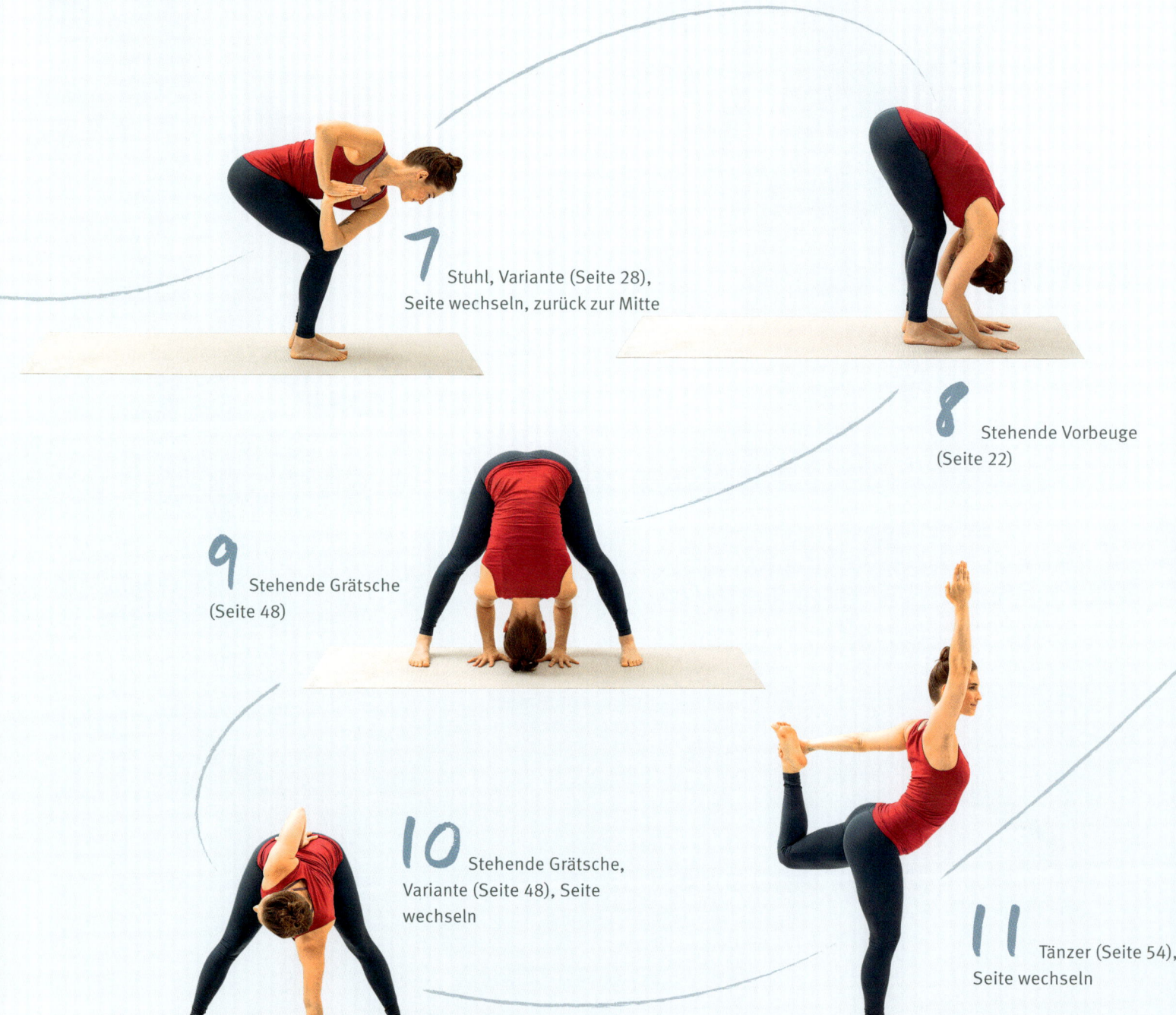

7 Stuhl, Variante (Seite 28), Seite wechseln, zurück zur Mitte

8 Stehende Vorbeuge (Seite 22)

9 Stehende Grätsche (Seite 48)

10 Stehende Grätsche, Variante (Seite 48), Seite wechseln

11 Tänzer (Seite 54), Seite wechseln

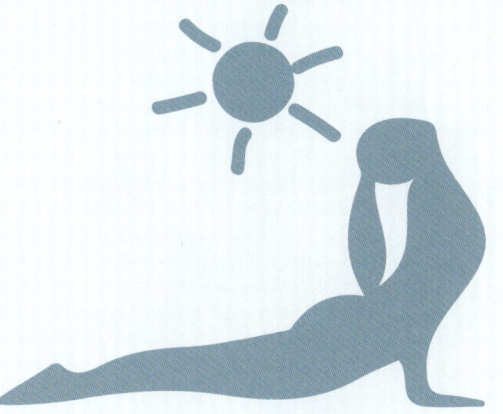

12 Sonnengruß (Seite 140),
zum Boden kommen

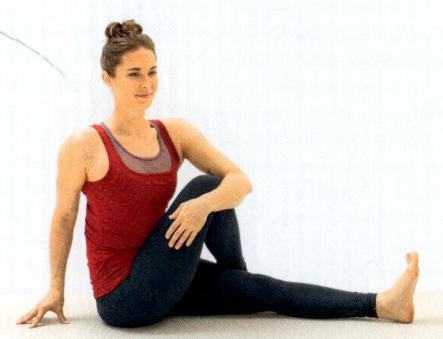

13 Drehsitz (Seite 96),
Seite wechseln

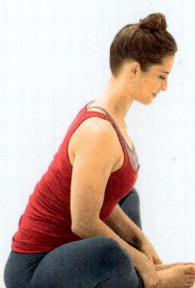

14 Gebundener Winkel
(Seite 76)

15 Abschlusssequenz
(Seite 172)

8. Konzentration und Fokus: klarer Kopf

Schwirrt der Kopf und ist kein klarer Gedanke mehr zu fassen, sind Balanceübungen und Standpositionen erste Wahl, um wieder mehr Ruhe und Konzentration zu finden. Twists und Positionen wie der Adler helfen dir, auch in verdrehten Situationen einen klaren Kopf zu bewahren.

Dauer: 15–20 Minuten

Halten: 5–10 Atemzüge pro Asana

Wiederholungen: Keine

Tipp: Übe die Pyramide (5) und das gedrehte Dreieck (6), wenn du damit gut vertraut bist, auch mal erst auf einer Seite direkt nacheinander, bevor du nach einem extra Sonnengruß die Seite wechselst.

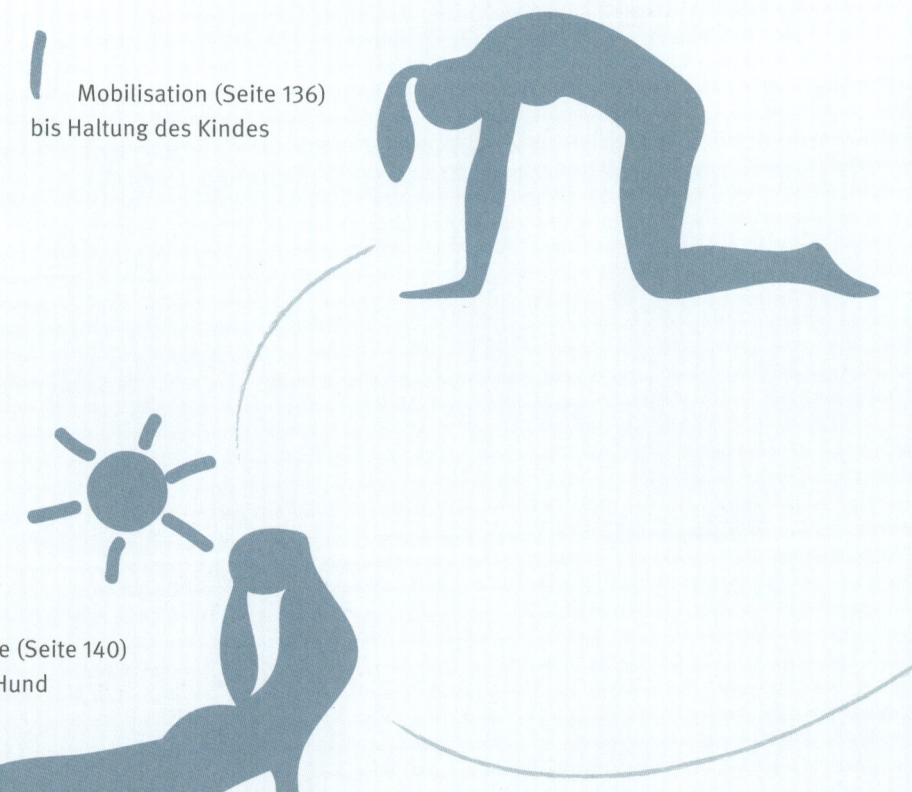

1 Mobilisation (Seite 136) bis Haltung des Kindes

2 3–5 Sonnengrüße (Seite 140) bis herabschauender Hund

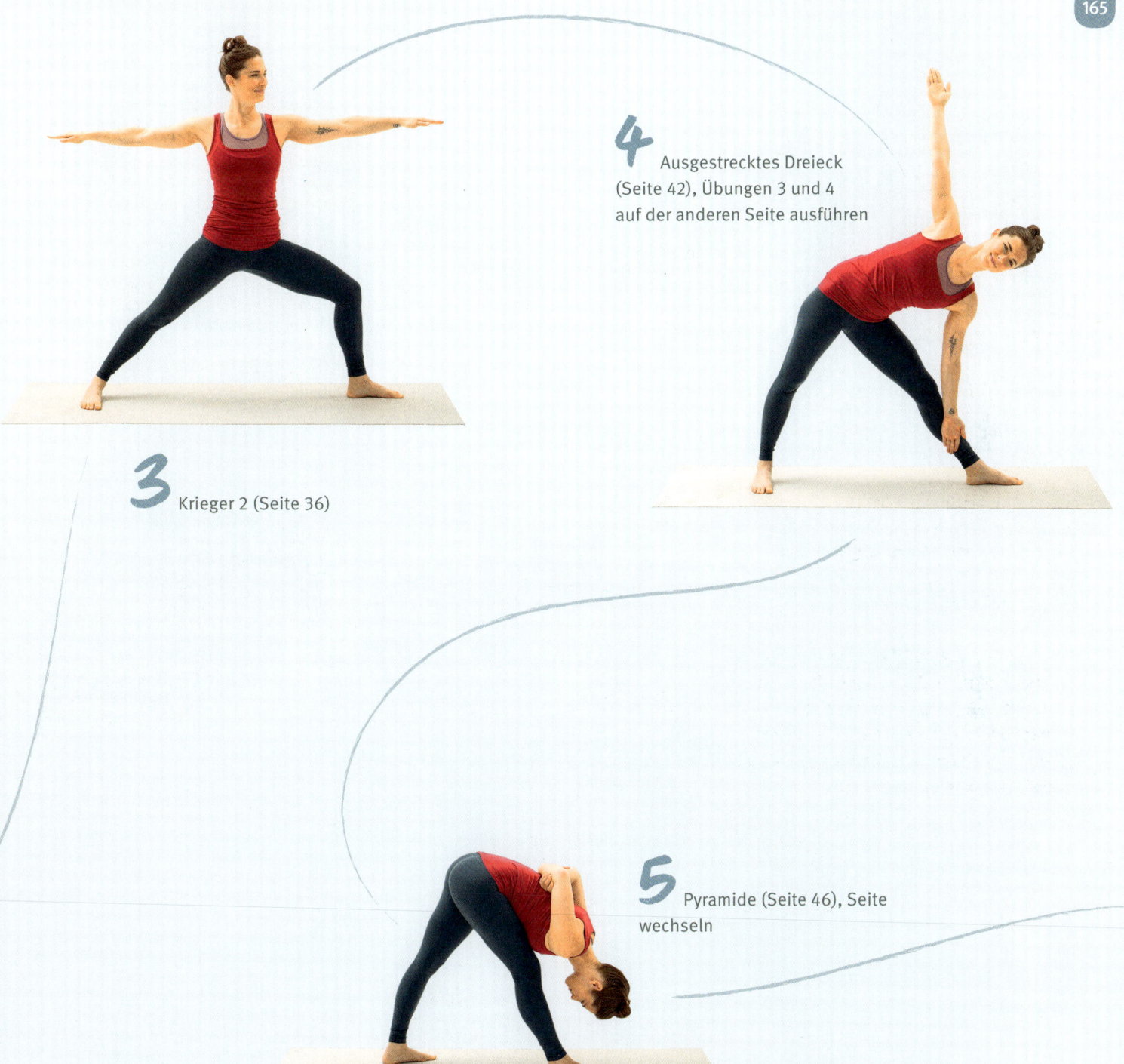

3 Krieger 2 (Seite 36)

4 Ausgestrecktes Dreieck (Seite 42), Übungen 3 und 4 auf der anderen Seite ausführen

5 Pyramide (Seite 46), Seite wechseln

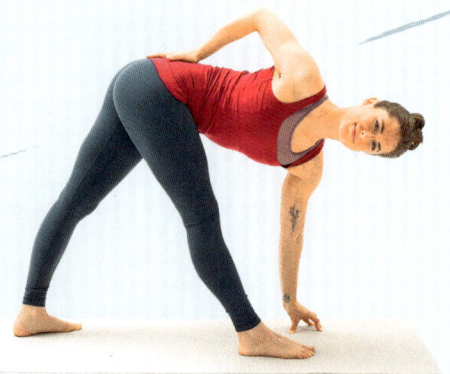

6 Gedrehtes Dreieck
(Seite 44), Seite wechseln

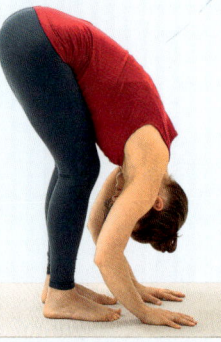

7 Stehende Vorbeuge
(Seite 22)

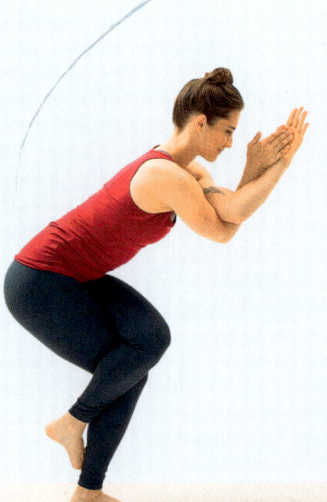

8 Adler (Seite 52),
Seite wechseln

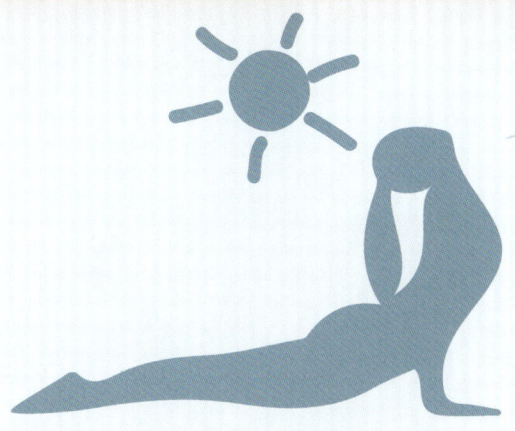

9 Sonnengruß (Seite 140), zum Boden kommen

10 Kopf-zum-Knie-Position (Seite 72)

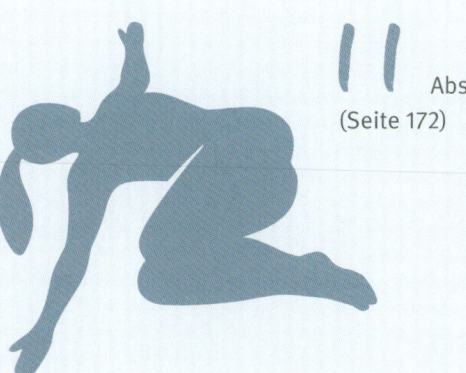

11 Abschlusssequenz (Seite 172)

9. Runterfahren und entspannen: loslassen

Stress und Anspannung äußern sich oft auch im unteren Rücken, Becken und in den Hüften. Mit Hüftöffnern und Vorbeugen lockerst und entspannst du diesen Bereich. Du kannst leichter loslassen – auf muskulärer Ebene genauso wie auf mentaler und emotionaler.

Dauer: 20–30 Minuten

Halten: 5–10 Atemzüge pro Asana – außer in den Sonnengrüßen

Wiederholungen: Keine

Tipps: Die Mobilisation startet direkt mit einer intensiven Hüftöffnung (1. + 2.). Ist das für deine Hüften sehr herausfordernd, beginne stattdessen mit einigen Runden Katze (Seite 112) – Kuh (Seite 114). Lass im Kuhgesicht auch mal (9) die Arme unten, um die erdende Qualität und die Hüftöffnung bewusster wahrzunehmen.

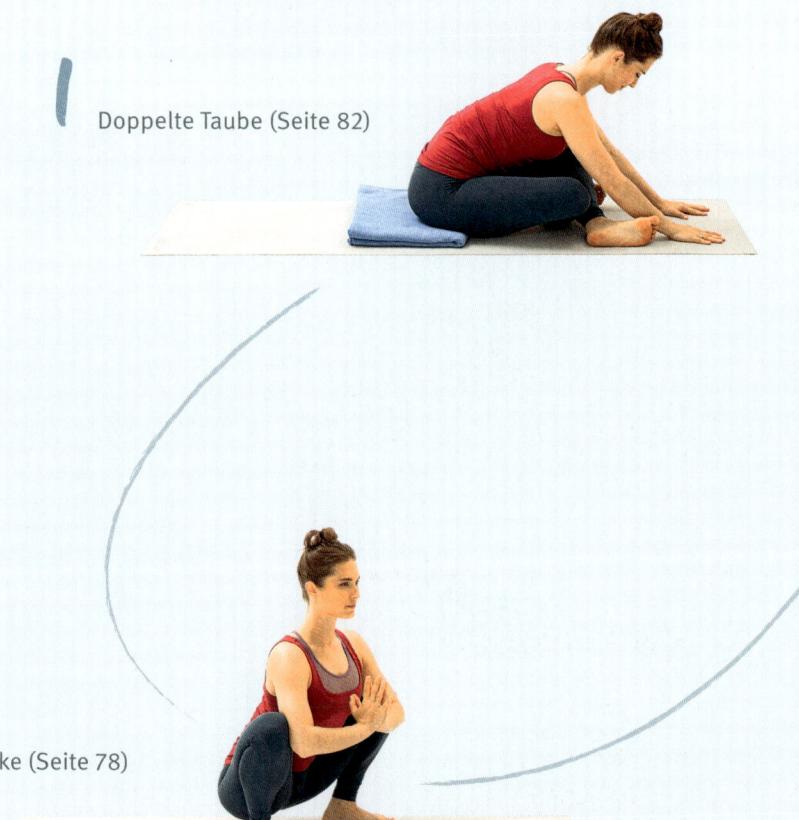

1 Doppelte Taube (Seite 82)

2 Tiefe Hocke (Seite 78)

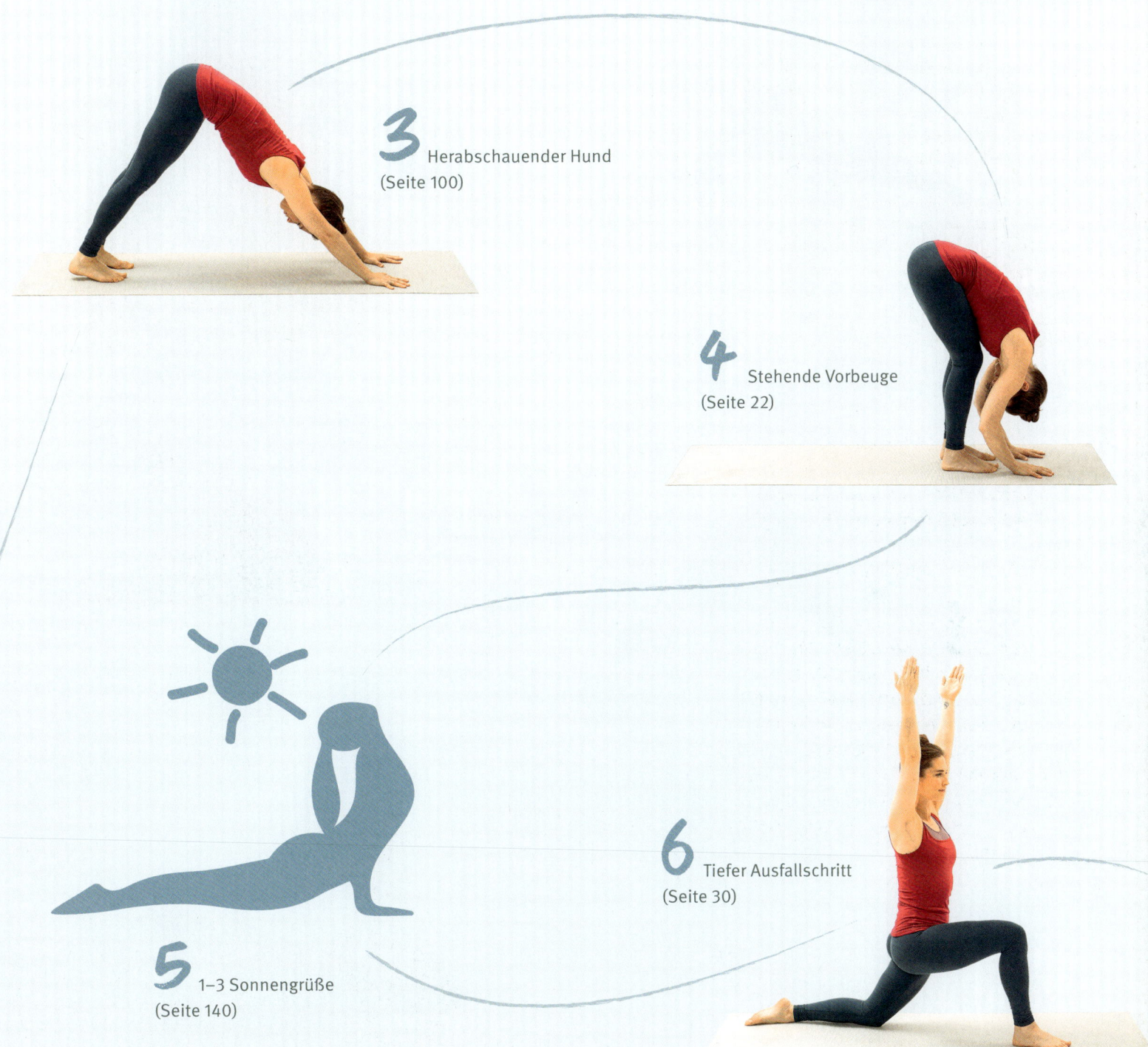

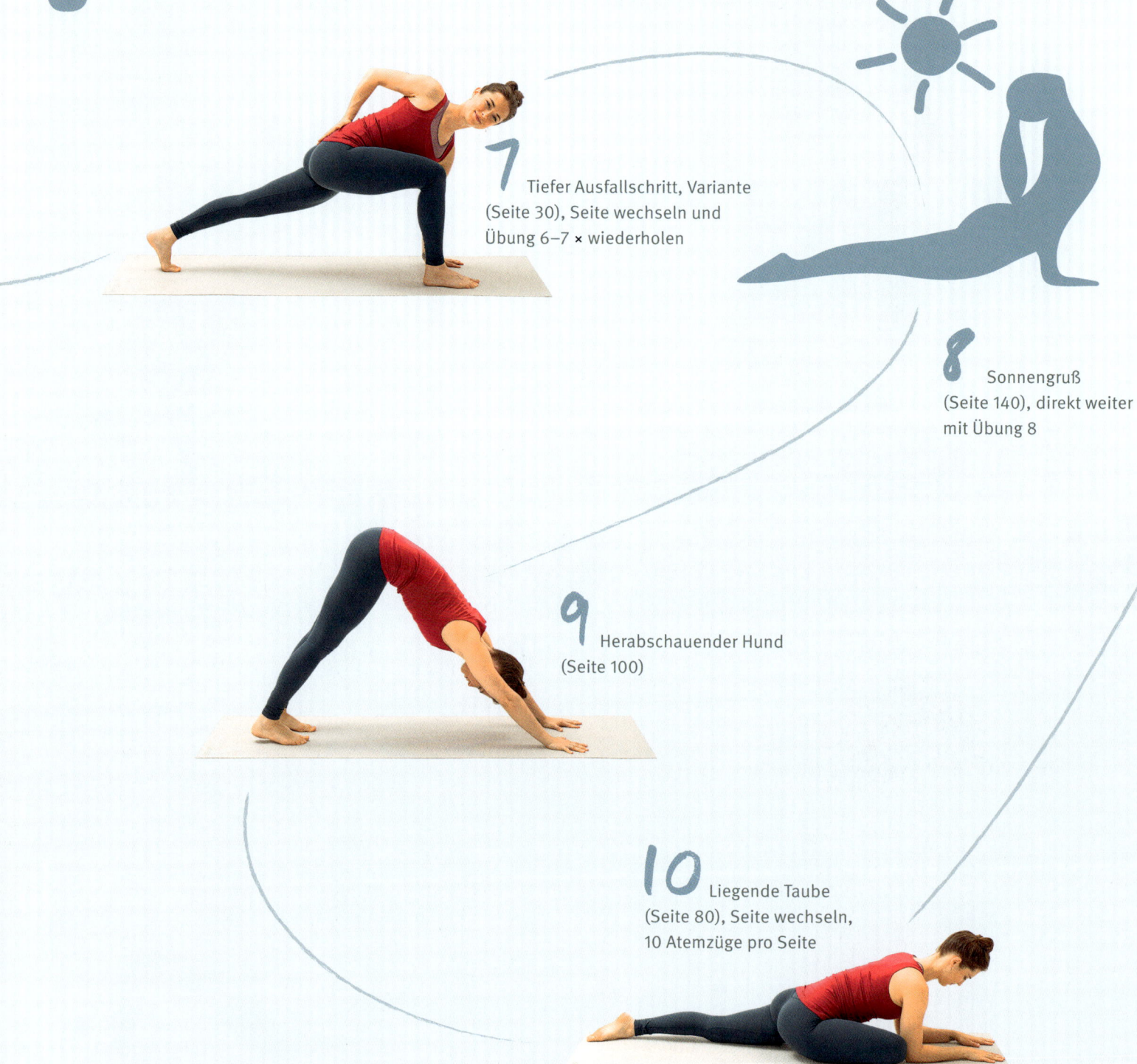

7 Tiefer Ausfallschritt, Variante (Seite 30), Seite wechseln und Übung 6–7 × wiederholen

8 Sonnengruß (Seite 140), direkt weiter mit Übung 8

9 Herabschauender Hund (Seite 100)

10 Liegende Taube (Seite 80), Seite wechseln, 10 Atemzüge pro Seite

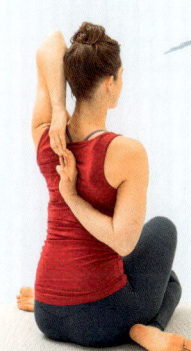

11 Kuhgesicht (Seite 84) –
Variante ohne Arme (siehe Tipp),
Seite wechseln

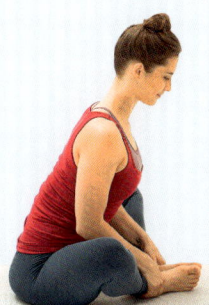

12 Gebundener Winkel
(Seite 76)

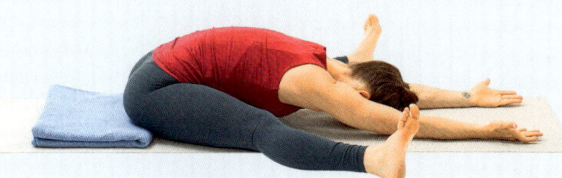

13 Sitzende weite Grätsche
(Seite 74)

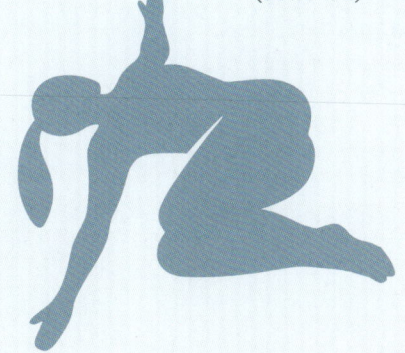

14 Abschlusssequenz
(Seite 172)

10. Zur Ruhe kommen: Anspannungen lösen

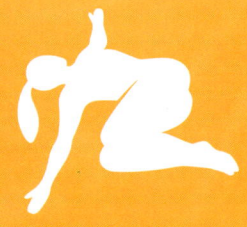

Diese beruhigende Sequenz kannst du für sich allein zum Runterkommen üben oder nach jedem anderen Flow, um dich auf die Endentspannung vorzubereiten. Verspannungen entlang der Wirbelsäule werden gelockert, Flanken gestreckt, Hüften gedehnt und Rücken und Schultern entlastet.

Dauer: 5–10 Minuten

Halten: 5–15 Atemzüge pro Asana

Wiederholungen: 3 × Schulterbrücke. Zwischen den Runden in Rückenlage Füße am Mattenrand aufstellen, Knie sinken zueinander.

Extras: Decke

Tipp: Hast du mal weniger Zeit, kannst du die Abschlusssequenz auf folgende Asanas reduzieren: Knie-zur-Brust-Position – Krokodil – Savasana

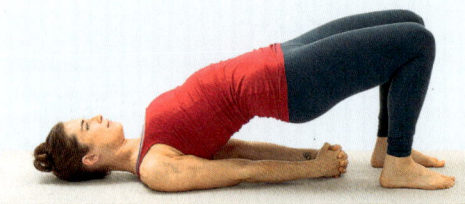

1 Schulterbrücke (Seite 94)

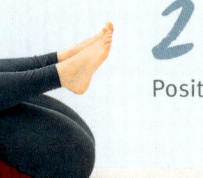

2 Knie-zur-Brust-Position (Seite 118)

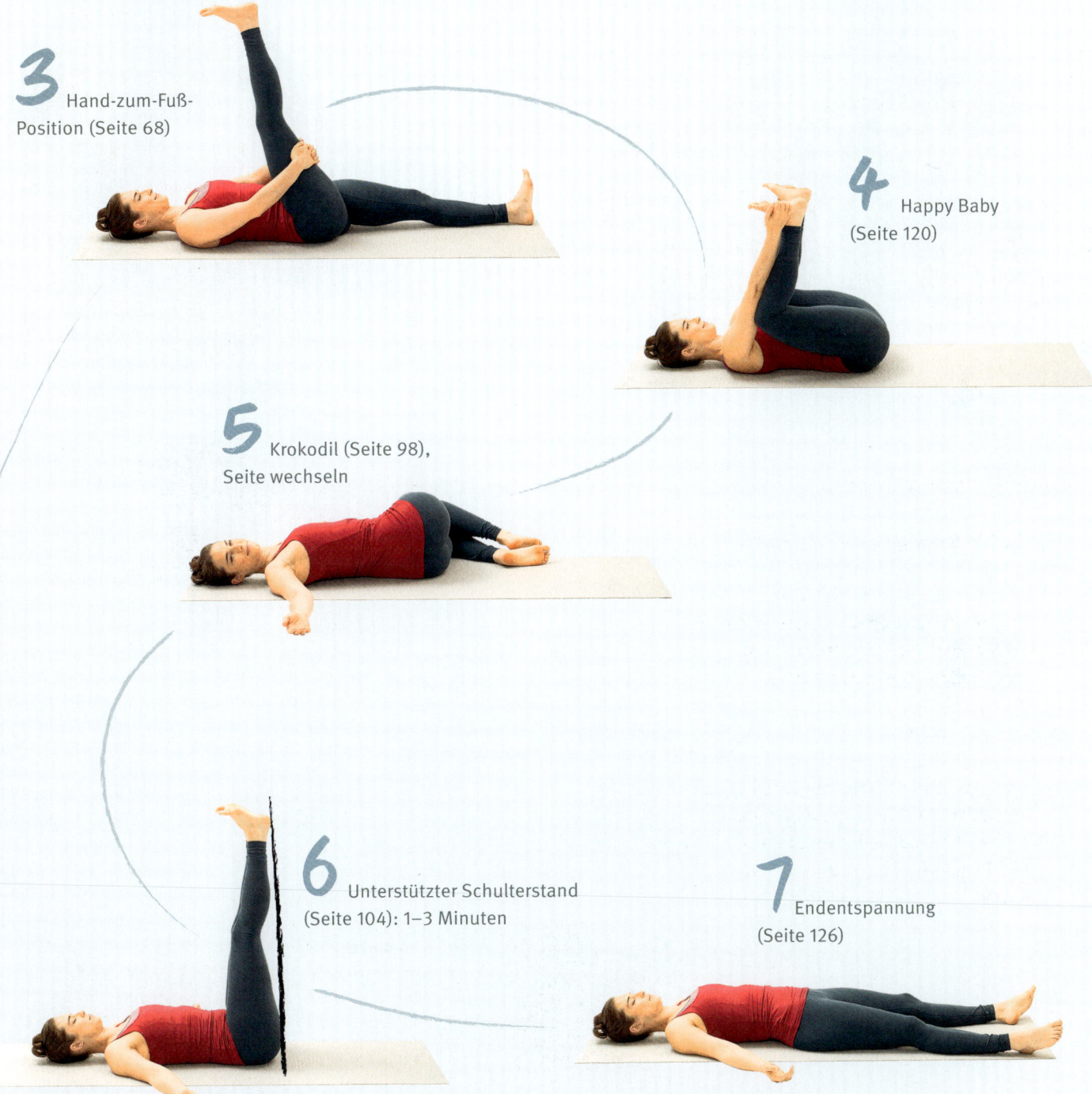

Service

Zum Weiterlesen

Falls du Lust hast, etwas tiefer in die Themen des Yoga einzusteigen, findest du hier ein paar Literaturtipps zur Inspiration:

Yogaphilosophie/Yogatradition:
Ralph Skuban: Die Bhagavad Gita: Das Weisheitsbuch für das 21. Jahrhundert. dtv 2013.

R. Sriram: Patañjali – Das Yogasutra. Von der Erkenntnis zur Befreiung. Theseus 2006.

Eknath Easwaran (Hrsg.): Die Upanischaden. Goldmann 2008.

Katie Spiers: Yoga in the City. Der kleine spirituelle Überlebensguide fürs Großstadtleben. O. W. Barth 2009.

T. K. V. Desikachar: Yoga – Tradition und Erfahrung. Via Nova 2009.

Imogen Dalmann/Martin Soder: Warum Yoga? Über Praxis, Konzepte und Hintergründe. Viveka 2012.

Meditation: Ulrich Ott: Meditation für Skeptiker. Droemer 2015.

Anna Trökes: Yoga-Meditation für Anfänger. Einfach meditieren lernen Schritt für Schritt. Via Nova 2011.

Jon Krabat-Zinn: Gesund durch Meditation. Das große Buch der Selbstheilung mit MBSR. Knaur Mens Sana 2013.

Yoga und Ernährung (inklusive Übungen und Rezepte): Iris Lange-Fricke/Nicole Reese: Yoga Kitchen. Trias 2015.

Iris Lange-Fricke/Nicole Reese: Yoga Body. Trias 2018.

Verzeichnis der Asanas

A
Achtgliedrige Haltung 60
Adler 52
Ausfallschritt, hoher 32
Ausfallschritt, tiefer 30
Ausgestrecktes Dreieck 42

B
Baum 26
Berg 18
Berg, gestreckter 20
Bogen 92
Boot 106
Brett 62

D
Doppelte Taube 82
Drehsitz 96
Dreibeiniger Hund 102
Dreieck, ausgestrecktes 42
Dreieck, gedrehtes 44

E
Einfacher Sitz 122
Endentspannung 126

F
Fersensitz 124
Friedvoller Krieger 38

G
Gebundener Winkel 76
Gedrehtes Dreieck 44
Geöffneter Seitwinkel 50
Gestreckter Berg 20
Grätsche, sitzende weite 74
Grätsche, stehende 48

H
Halbe stehende Vorbeuge 24
Halbmond 56
Haltung des Kindes 116
Hand-zum-Fuß-Position 68
Happy Baby 120
Herabschauender Hund 100
Heraufschauender Hund 88
Heuschrecke 90
Hocke, tiefe 78
Hohe Planke 58
Hoher Ausfallschritt 32
Hund, dreibeiniger 102
Hund, herabschauender 100
Hund, heraufschauender 88

K
Katze 112
Knie-zur-Brust-Position 118
Kobra 86
Kopf-zum-Knie-Position 72

Krieger 1 34
Krieger 2 36
Krieger 3 40
Krieger, friedvoller 38
Krokodi 98
Kuh 114
Kuhgesicht 84

L
Liegender Twist 98
Liegende Taube 80

P
Planke, hohe 58
Pyramide 46

S
Savasana 126
Schulterbrücke 94
Schulterstand, unterstützter 104
Seitstütz 64
Seitwinkel, geöffneter 50
Sitz, einfacher 122
Sitzende Vorbeuge 70
Sitzende weite Grätsche 74
Stehende Grätsche 48
Stehende Vorbeuge 22
Stuhl 28

T
Tänzer 54
Taube, doppelte 82
Taube, liegende 80
Tiefe Hocke 78
Tiefer Ausfallschritt 30
Tiger 66
Tisch 108
Tor 110
Twist, liegender 98

U
Unterstützter Schulterstand 104

V
Vorbeuge, halbe stehende 24
Vorbeuge, sitzende 70
Vorbeuge, stehende 22

W
Winkel, gebundener 76

Impressum

Bibliografische Information der Deutschen Nationalbibliothek
Die Deutsche Nationalbibliothek verzeichnet diese Publikation in der Deutschen Nationalbibliografie; detaillierte bibliografische Daten sind im Internet über http://dnb.d-nb.de abrufbar.

Programmplanung: Celestina Filbrandt
Projektmanagement: Annalena Müller
Redaktion: Ursula Brunn-Steiner, Vaihingen/Enz
Bildredaktion: Christoph Frick

Umschlaggestaltung und Layout:
CYCLUS Visuelle Kommunikation, Stuttgart

Bildnachweis:
Umschlagfoto und Bild S. 3: Holger Münch, Stuttgart
Autorenfoto: © Johannes Némecky
Fotos im Innenteil: Holger Münch, Stuttgart

Die abgebildeten Personen haben in keiner Weise etwas mit der Krankheit zu tun.

1. Auflage 2020

© 2020 TRIAS Verlag
in Georg Thieme Verlag KG,
ein Unternehmen der Thieme Gruppe
Rüdigerstraße 14, 70469 Stuttgart

Printed in Germany

Satz: Fotosatz Buck, Kumhausen
Repro: LUDWIG:media GmbH, Zell am See
Gesetzt in Adobe InDesign CS6
Druck: AZ Druck und Datentechnik GmbH, Kempten

Gedruckt auf chlorfrei gebleichtem Papier

ISBN 978-3-432-10987-9   3 4 5 6

Auch erhältlich als E-Book:
eISBN (ePub) 978-3-432-10988-6

Wichtiger Hinweis: Wie jede Wissenschaft ist die Medizin ständigen Entwicklungen unterworfen. Forschung und klinische Erfahrung erweitern unsere Erkenntnisse. Ganz besonders gilt das für die Behandlung und die medikamentöse Therapie. Bei allen in diesem Werk erwähnten Dosierungen oder Applikationen, bei Rezepten und Übungsanleitungen, bei Empfehlungen und Tipps dürfen Sie darauf vertrauen: Autoren, Herausgeber und Verlag haben große Sorgfalt darauf verwandt, dass diese Angaben dem Wissensstand bei Fertigstellung des Werkes entsprechen. Rezepte werden gekocht und ausprobiert. Übungen und Übungsreihen haben sich in der Praxis erfolgreich bewährt.

Eine Garantie kann jedoch nicht übernommen werden. Eine Haftung des Autors, des Verlags oder seiner Beauftragten für Personen-, Sach- oder Vermögensschäden ist ausgeschlossen.

Geschützte Warennamen (Warenzeichen®) werden nicht besonders kenntlich gemacht. Aus dem Fehlen eines solchen Hinweises kann also nicht geschlossen werden, dass es sich um einen freien Warennamen handelt.

Liebe Leserin, lieber Leser,
hat Ihnen dieses Buch weitergeholfen? Für Anregungen, Kritik, aber auch für Lob sind wir offen. So können wir in Zukunft noch besser auf Ihre Wünsche eingehen. Schreiben Sie uns, denn Ihre Meinung zählt!

Ihr TRIAS Verlag

Kontakt:
kundenservice.thieme.de

Lektorat TRIAS Verlag
Postfach 30 05 04
70445 Stuttgart

Abonnieren Sie unsere Newsletter:
www.trias-verlag.de/newsletter

Das Werk, einschließlich aller seiner Teile, ist urheberrechtlich geschützt. Jede Verwertung außerhalb der engen Grenzen des Urheberrechtsgesetzes ist ohne Zustimmung des Verlags unzulässig und strafbar. Das gilt insbesondere für Vervielfältigungen, Übersetzungen, Mikroverfilmungen und die Einspeicherung und Verarbeitung in elektronischen Systemen.

Wo datenschutzrechtlich erforderlich, wurden die Namen und weitere Daten von Personen redaktionell verändert (Tarnnamen). Dies ist grundsätzlich der Fall bei Patienten, ihren Angehörigen und Freunden, z. T. auch bei weiteren Personen, die z. B. in die Behandlung von Patienten eingebunden sind.

Besuchen Sie uns auf facebook
www.facebook.com/
trias.tut.mir.gut

Besuchen Sie uns auf facebook
www.facebook.com/
mama.mag.trias

Folgen Sie uns auf Instagram
www.instagram.com/
trias_verlag

Lassen Sie sich inspirieren
www.pinterest.com/
triasverlag